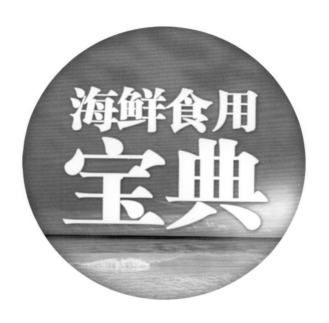

海鲜食用宝典

周德庆　刘　楠◎主　编

赵　峰　朱兰兰◎副主编

文稿编撰/刘夕源　　图片统筹/陈　龙

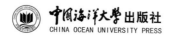

中国海洋大学出版社

CHINA OCEAN UNIVERSITY PRESS

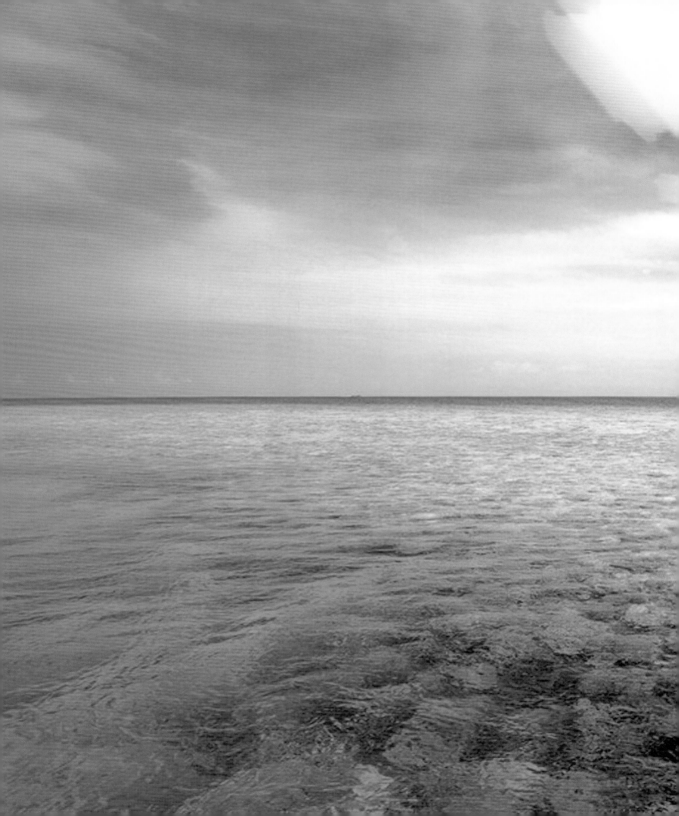

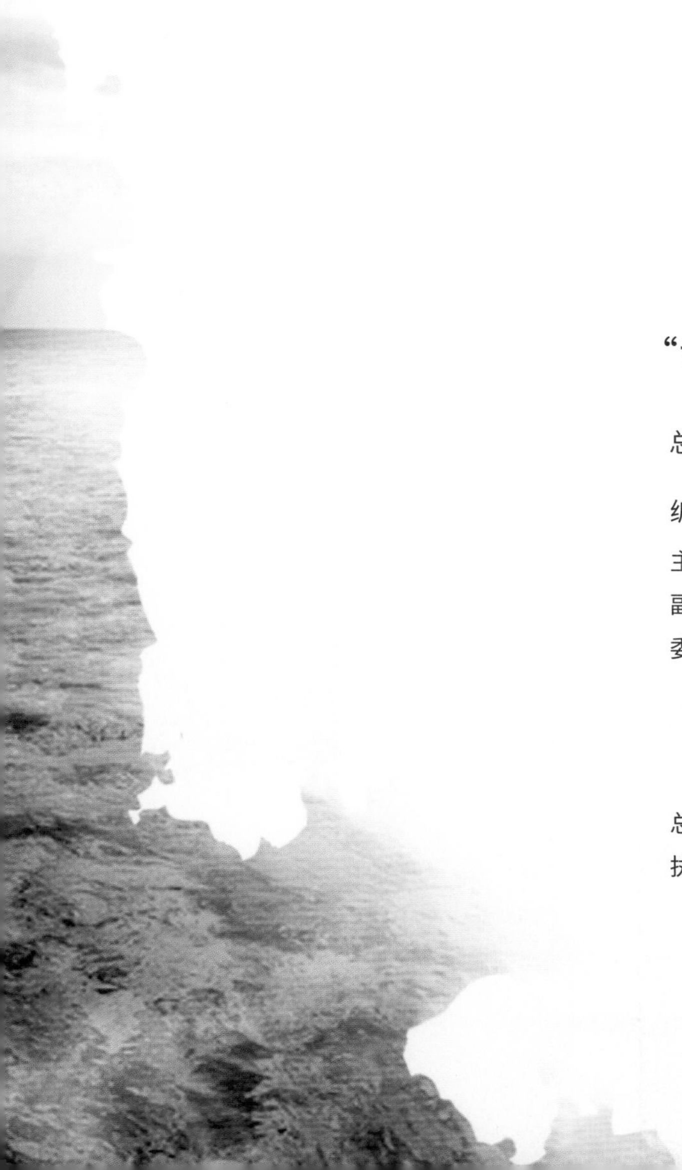

"舌尖上的海洋"科普丛书

总主编　周德庆

编委会

主　任　杨立敏

副主任　周德庆　李夕聪　魏建功

委　员　(以姓氏笔画为序)

王珊珊　邓志科　朱兰兰　刘　楠

李学伦　李建筑　赵　峰　柳淑芳

总策划　杨立敏

执行策划　李夕聪　邓志科

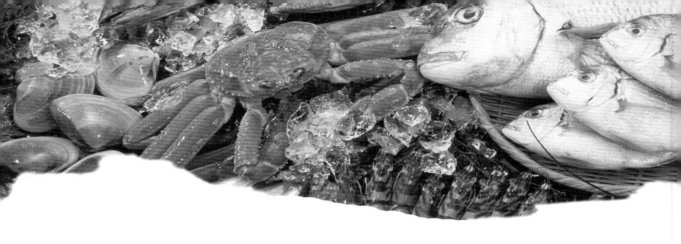

总序

　　百川归海，潮起潮落。千百年来，人们在不断探求大海奥妙的同时，也尽享着来自海洋的馈赠 —— 海鲜美食。道道海鲜不仅为人类奉献上了味蕾的享受，也提供了丰富的营养与健康的保障，并在人类源远流长的饮食文化长河中熠熠生辉。

　　作为人类生存的第二疆土，海洋中生物资源量大、物种多、可再生性强。相关统计显示，目前全球水产品年总产量 1.7 亿吨左右，而海洋每年约生产 1 350 亿吨有机碳，在不破坏生态平衡的情况下，每年可提供 30 亿吨水产品，是人类生存可持续发展的重要保障。海鲜则是利用海洋水产品为原料烹饪而出的料理，其味道鲜美，含有优质蛋白、不饱和脂肪酸、牛磺酸等丰富的营养成分，是全球公认的理想食品。现代科学也证实了牡蛎、扇贝、海参、海藻等众多的海产品，除了用作美味佳肴外，也含有多种活性物质，可在人体代谢过程中发挥重要作用。早在公元前三世纪的《黄帝内经》中，便有着我们祖先以"乌贼骨做丸，饮以鲍鱼汁治血枯"的记载；此外，在我国"药食同源"传统中医

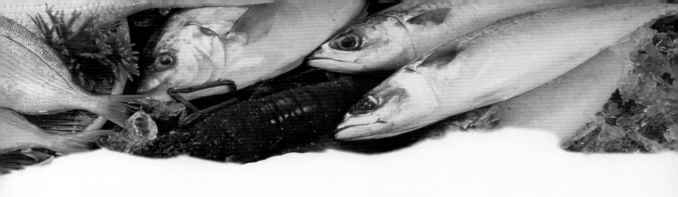

理论的指导下，众多具海洋特色的药膳方、中药复方等在千百年来人们的身体保健、疾病防治等方面起到了不可替代的作用，因而海产品始终备受众多消费者青睐。

海洋生物丰富多样，海鲜美食纷繁多彩。为帮助读者了解海洋中丰富的食材种类，加强对海产品营养价值与食用安全的认识，发扬光大海洋饮食文化，由中国水产科学研究院黄海水产研究所周德庆研究员担当，带领多位相关专家及科普工作者共同编著了包括《大海的馈赠》《海鲜食用宝典》《中华海洋美食》和《环球海味之旅》组成的"舌尖上的海洋"科普丛书。书中精美绝伦的插图及通俗流畅的语言会使博大精深的海洋知识和富有趣味的海洋文化深深印入读者的脑海。本套丛书将全面生动地介绍各种海鲜食材及相关饮食文化，是为读者朋友们呈上的一道丰富的海洋饮食文化盛宴。

"舌尖上的海洋"科普丛书是不可多得的"海鲜食用指南"科普著作，相信它能够带您畅游海洋世界，悦享海鲜美味，领略海洋文化。很高兴为其作序。

中国工程院院士 管华诗

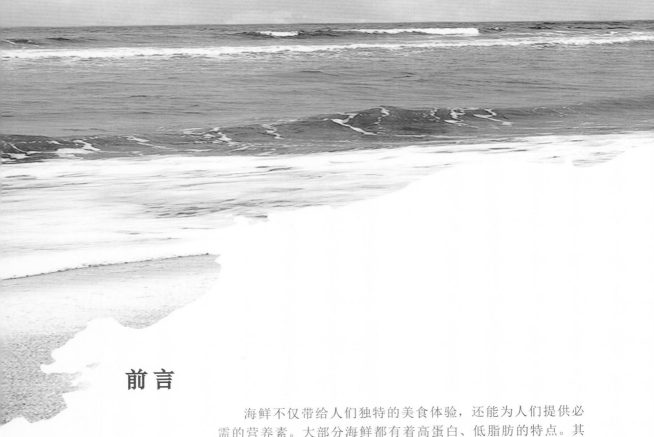

前 言

　　海鲜不仅带给人们独特的美食体验，还能为人们提供必需的营养素。大部分海鲜都有着高蛋白、低脂肪的特点。其蛋白质所含的氨基酸较全面，必需氨基酸齐全，且容易被消化吸收。海鲜中富含谷氨酸、天冬氨酸、甘氨酸、精氨酸等呈味氨基酸，正是这些氨基酸让人们品味到鲜美的海洋风味。海鲜中含有的二十碳五烯酸（EPA）和二十二碳六烯酸（DHA，有"脑黄金"之称）具有健脑益智、调节血脂和血压等重要作用。此外，海鲜中还富含钾、钙、钠、镁、铁、锌等多种矿物质，对维持人体正常代谢起着重要作用。

　　随着社会的进步，海鲜的消费与日俱增；海鲜食用的安

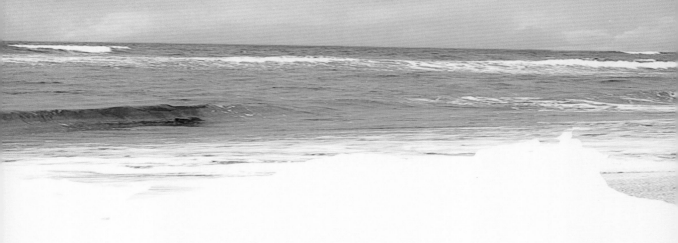

全性问题也逐渐为大众所关注。重金属等污染物在海洋生物中的富集，海产品加工过程中食品添加剂的使用，水产品运输过程中保鲜剂的添加，水产养殖过程中渔药的使用……这些化学物质是否会威胁到人们的健康？不仅如此，自然界中的细菌、病毒和寄生虫会通过怎样的途径在何种情况下进入到水生生物体内，对人体又有着怎样的危害？人们在购买海鲜时如何能挑选到安全、新鲜的产品？这一个个问题是否也困扰着你？

《海鲜食用宝典》带你品味精美的海味盛宴，汲取海鲜丰富的营养，远离食用不当可能面临的安全隐患。

海鲜食用宝典
GUIDEBOOK TO THE RELISH OF SEAFOOD

目录
CONTENTS

术语篇

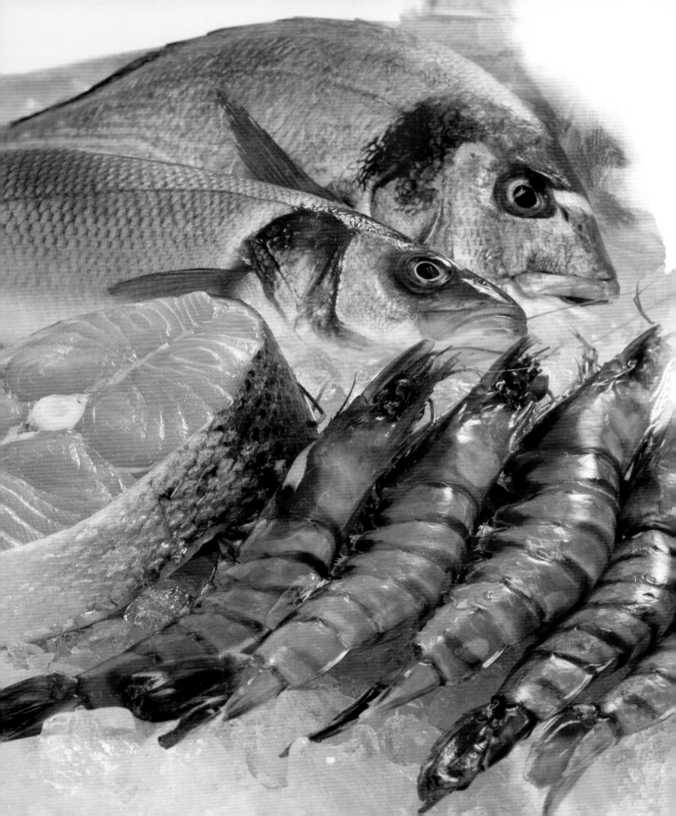

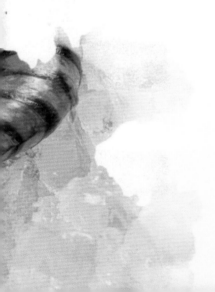

营养篇
NUTRITION

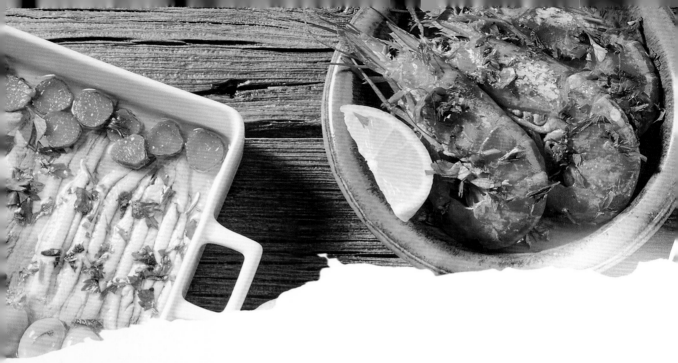

话说海鲜营养

　　广阔的蓝色海洋里，生活着鱼、虾、蟹、贝、藻等生物。当它们被带上陆地后，人们对其的研究就不曾停止过……于是各式各样的海鲜走进了人们生活，不仅带来了必需的营养与能量，也丰富着人们的美食体验。

　　说到海洋美食，人们总能如数家珍："葱烧海参"汤汁浓郁、质感饱满、圆润轻弹；"清蒸牡蛎"乳白滑嫩、汁浓味美；"香煎鳕鱼"鲜嫩香滑、回味无穷；"松鼠黄鱼"皮酥肉嫩、鲜酸醇甜；"凉拌海带"酸辣爽口，生津开胃……随着现代捕捞、运输技术的发展，以及人们生活水平的提高，越来越多的海鲜走上百姓的餐桌。美味的背后，营养与能量滋养了人类，丰富了海鲜的内涵。

　　蛋白质是最基本的营养素，是人体生命活动的基础。海鲜的一个重要特点是蛋白质含量高。以鲜重计，鱼类含蛋白质 15% ～ 21%；螺、蛤、贝等软体动物含量稍低，多为 6% ～ 18%；虾、蟹含蛋白质 16% ～ 19%。虾皮中的蛋白质可高达 30%。蛤贝类多被制成名贵的干品，蛋白质含量高达 50% ～ 60%。海鲜中蛋白质所含的氨基酸较全面，必需氨基酸齐全，且易消化吸收（多数水产品蛋白质的消化率达 85% ～ 95%），特别适合儿童和体弱者食用。海鲜富含谷氨酸、天冬氨酸、甘氨酸、精氨酸等呈味氨基酸，正是这些氨基酸让其鲜美无比。

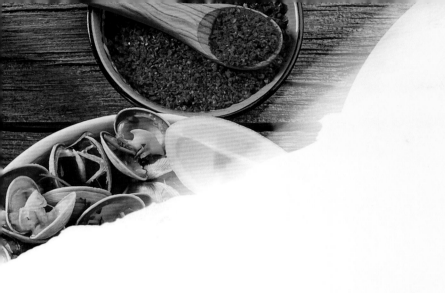

  多数海鲜脂肪含量较低，但不饱和脂肪酸含量高。其中 EPA 和 DHA 具有健脑益智、调节血脂和血压等重要作用。

  鱼类和贝类中，脂溶性维生素 A、D、E 和水溶性维生素 B_1、B_2、B_6、B_{12} 等含量高，其中鱼类含有的维生素 A 和维生素 D 主要存在于鱼肝及鱼卵中。

  海鲜富含矿物质。鱼类中矿物质含量占 1% ～ 2%。干制海藻中矿物质含量占 5% ～ 50%。因而，海洋藻类有着"人类矿物质营养宝库"的美名。水产品中钙的含量较畜肉高，尤其是虾皮，为人体补充钙的良好来源。另外，海鲜中，鱼类和藻类含有丰富的碘，可有效预防甲状腺肿大。

  值得一提的是，海鲜中还含有具有开发利用价值的活性物质，如海藻多糖、海参多糖、鲍鱼多糖、海参皂苷、海胆蛋白、岩藻甾醇、龙虾肌碱、海兔素等。这些活性物质具有健脑益智、抗肿瘤、预防心脑血管疾病、调节血压和血糖、抑菌、抗病毒、抗疲劳、美容护肤、抗衰老等功效。

  营养篇让你了解海鲜中丰富的营养成分，带你体验形形色色的海洋美食。

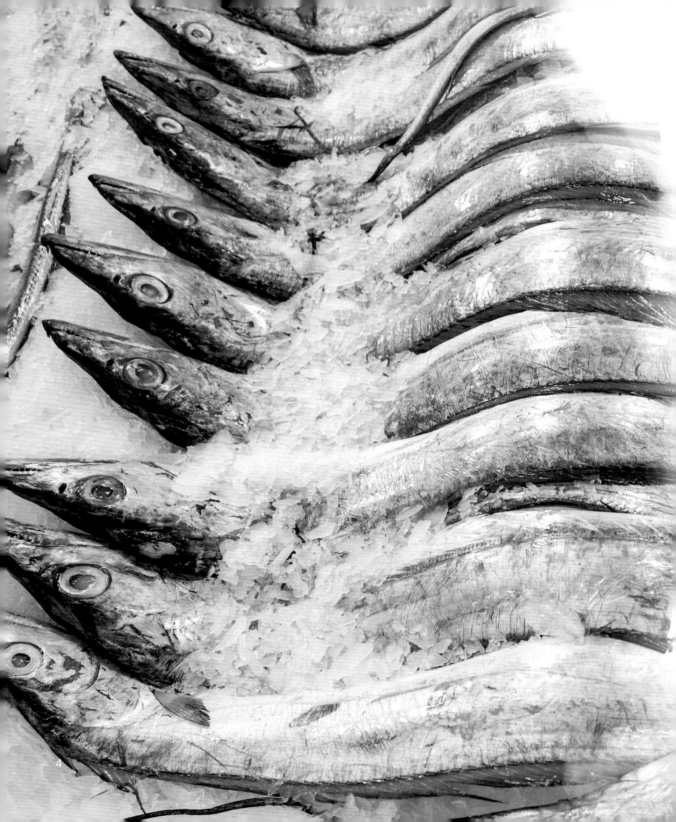

带鱼

有这样一类鱼，它们游动时如丝带轻舞般曼妙多姿。它们头尖口大，牙齿尖利。它们生性凶猛，甚至同类相食。它们与我们的交集也仅仅是餐桌上的一隅，却用生命诠释着平凡和奇迹。它们是带鱼。

带鱼，通常指带鱼科的物种，又叫刀鱼、裙带、肥带等。全球有带鱼30余种。我国四大海域均有带鱼分布，共10余种，以东海、南海带鱼种类为多。带鱼体呈带状，表面光滑。带鱼背鳍由头后部一直延伸到尾端，臀鳍多由分离的小棘组成，腹鳍和尾鳍退化或消失。带鱼游动时不用鳍划水，而是通过摆动身躯向上游进，游泳能力差。带鱼静止时身体垂直，头朝上，只靠背鳍与胸鳍的摆动维持平衡。带鱼在发现猎物时，背鳍急速震动，身体弯曲，如快鞭"急抽而出"，扑向猎物。曼妙如带般的身形也掩盖不住它们凶猛强悍的本性，细条天竺鱼、磷虾、糠虾、竹荚鱼均是它们的食物。

每100克带鱼肉主要营养成分	
蛋白质	17.7克
脂肪	4.9克
碳水化合物	3.1克
胆固醇	76毫克
视黄醇	92微克
硫胺素	0.02毫克
核黄素	0.06毫克
烟酸	2.8毫克
维生素E	0.82毫克
钙	28毫克
磷	191毫克
钾	280毫克
钠	150.1毫克
镁	43毫克
铁	1.2毫克
锌	0.7毫克
硒	36.57微克

注：参考杨月欣，王光正，潘兴昌. 中国食物成分表 [M]. 2版. 北京：北京大学医学出版社，2009

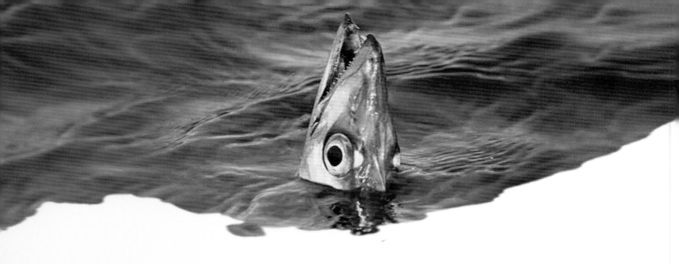

　　带鱼是人们经常食用的海洋鱼类之一。

　　带鱼具有独特的食疗功效。据记载，带鱼味甘、性平，能补脾益气，益血补虚，具有暖胃、养肝、润肤的功效，特别适合体虚之人食用。

　　带鱼中还含有优质蛋白质、脂肪，磷、钙、镁、铁等多种矿物质以及维生素A、B_1、B_2等。值得一提的是，尽管带鱼脂肪含量较高，但其脂肪构成与畜禽脂肪不同。带鱼脂肪酸中，DHA和EPA等多不饱和脂肪酸含量高。DHA可健脑益智，保健视力。EPA俗称"血管清道夫"，有着调节血压和血脂的功效。另外，带鱼中丰富的镁元素可有效保护心血管系统，对预防高血压、心肌梗死等疾病有一定功效。

　　带鱼银白色的油脂层，称为"银脂"，含有多种不饱和脂肪酸、卵磷脂等。卵磷脂具有益智健脑的作用，在体内可转化为神经细胞活动的重要介质。此外，有研究表明，带鱼银脂中还含有一种名为6-硫代鸟嘌呤的天然抗癌物质。

美食体验

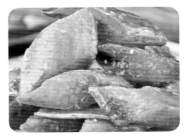

▲ 红烧带鱼

　　带鱼营养丰富，肉质滑嫩，容易消化，是人们餐桌上的常客。带鱼易于加工，可与多种食材搭配，做法多样，可清炖、可油炸、可清蒸、可红烧，亦可做干锅等。勤劳智慧的中国人创制了多种关于带鱼的菜品，如红烧带鱼、糖醋带鱼、干炸带鱼、清蒸带鱼、香煎带鱼、泡椒带鱼、酥焖带鱼等，各色菜品均有其独特风味。

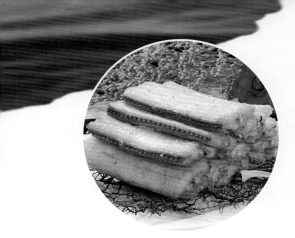

▲ 香煎带鱼

　　带鱼肉嫩体肥，但腥味较重。家常做法多配以葱、姜、蒜、酒以去其腥味。糖醋带鱼多将其切段入油炸至金黄；捞出带鱼后，放入葱、姜、蒜、爆香，之后放入炸好的带鱼稍微翻炒；以醋、料酒、生抽、白糖、淀粉调汁，倒入锅中，焖煮数分钟。此菜汁浓爽口，质嫩鲜美。香煎带鱼多以淀粉包裹鱼身，置于翻滚的热油中，鲜嫩的鱼肉渐渐变熟。香煎带鱼外表金黄，内里洁白；送入嘴中，鱼肉嫩滑鲜香，油而不腻。清蒸带鱼多以姜调味，于热锅中蒸煮10 多分钟，打开锅盖，热气升腾，鱼香四溢。将盘内蒸出的热汁倒出，去掉旧姜，铺上葱丝，另起炒锅，将花生油和少许酱油烧热，淋洒在鱼身上，一道鲜美的清蒸带鱼便大功告成。

带鱼挑选

　　看鳃：新鲜的带鱼鳃鲜红。

　　看眼睛：新鲜的带鱼眼球凸起，洁净明亮；如果眼球下陷，表面模糊，则说明带鱼不新鲜。

　　看鱼体：新鲜带鱼呈灰白色或银灰色；如果鱼体呈黄色，则是体表油脂氧化的结果，说明带鱼不新鲜。

　　看鱼肚：新鲜带腹部部完整。如果腹部有破损或变软，说明带鱼已经开始腐烂。

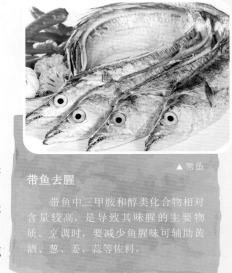

▲ 带鱼

带鱼去腥

　　带鱼中三甲胺和醇类化合物相对含量较高，是导致其味腥的主要物质。烹调时，要减少鱼腥味可辅助黄酒、葱、姜、蒜等佐料。

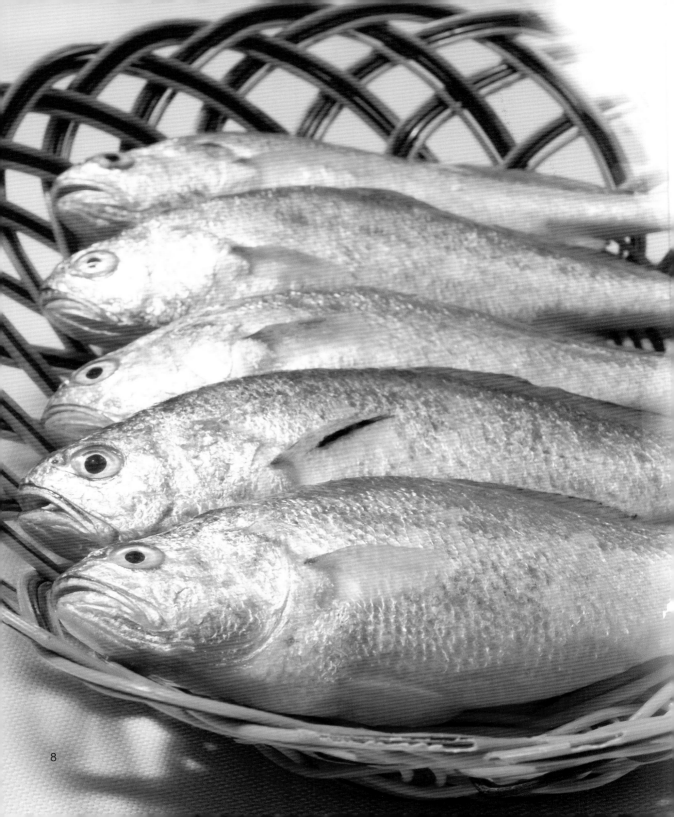

黄花鱼

它们腹侧金黄，灿若贴金；它们中气十足，是鱼类中声音响亮的歌唱家。它们是黄花鱼。

黄花鱼，属于石首鱼科。明代屠本畯《海味索隐》："黄鱼，谓之石首，脑中藏二白石子。"拨开黄花鱼头部，可见一对不规则耳石，石首鱼之名因此而来。每年农历五月是品尝黄花鱼最好的时节。有着入口即化极致口感的黄花鱼，让古往今来多少文人墨客陶醉，吟诗作对盛赞其美味。清代王莳蕙的《黄花鱼》一诗写道："琐碎金鳞软玉膏，冰缸满载入关舫。女儿未受郎君聘，错伴春筵媚老饕。"清代诗人邵嗣贤也赞道："四月石首鱼，出水如黄金。烹鱼盘餐美，东南第一琛。"

黄花鱼分为大黄鱼和小黄鱼，是我国传统的经济鱼类，曾与带鱼和乌贼并称为我国的四大海产。黄花鱼通过发声肌肉收缩带动鱼鳔振动，可以发出"咯咯""呜呜"的声响，声音之大在鱼类中少见。

每100克黄花鱼肉主要营养成分		
	大黄鱼	小黄鱼
蛋白质	17.7克	17.9克
脂肪	2.5克	3.0克
碳水化合物	0.8克	0.1克
胆固醇	86毫克	74毫克
硫胺素	0.03毫克	0.04毫克
核黄素	0.10毫克	0.04毫克
烟酸	1.9毫克	2.3毫克
维生素E	1.13毫克	1.19毫克
钙	53毫克	78毫克
磷	174毫克	188毫克
钾	260毫克	228毫克
钠	120.3毫克	103.0毫克
镁	39毫克	28毫克
铁	0.7毫克	0.9毫克
锌	0.58毫克	0.94毫克
硒	42.57微克	55.20微克

注：参考杨月欣，王光正，潘兴昌．中国食物成分表 [M]．2版．北京：北京大学医学出版社，2009

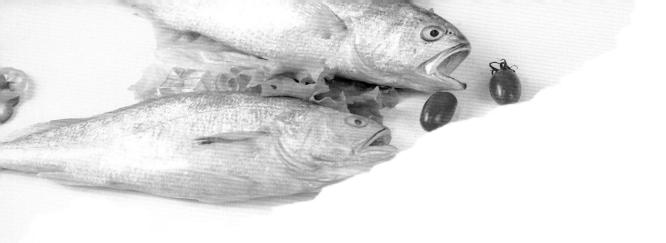

我国的大黄鱼养殖业蓬勃发展。目前，市场上的大黄鱼多为养殖的。

野生大黄鱼与养殖大黄鱼在营养组成方面存在一定的差异，野生大黄鱼水分和蛋白质含量较高，而饲料养殖大黄鱼脂肪含量较高。除此之外，野生大黄鱼和养殖大黄鱼在体型、体色、肉色和肉质方面也存在差异。但从作为食用鱼的营养价值角度来看，两者之间无显著区别。大黄鱼和小黄鱼氨基酸的构成均比较齐全，必需氨基酸占总氨基酸的比例均约 43%，是优质的蛋白源。其中谷氨酸含量最高，这是鲜味氨基酸的一种，决定了鱼肉的鲜美；此外，赖氨酸含量也很高，可以弥补谷物中赖氨酸的不足，提高人体对蛋白质的利用率。

养殖大黄鱼至少含有 7 种不饱和脂肪酸，其中 EPA 和 DHA 的总量要高于鲤鱼、黄鳝等淡水鱼类和梭鱼等部分海水鱼类。

养殖大黄鱼中还含有大量的矿物质。矿物质是维持人体正常代谢必需的物质，在人体内无法自行合成。大黄鱼中含有钾、钠、钙、镁等矿物质；且所含微量元素中，锌的含量较高。

美食体验

松鼠黄鱼属于北京菜系，以黄花鱼、香菜为制作主料，烹饪技巧以油爆为主。将黄花鱼鳞、鳃、鳍尽数去掉，以刀顺脊椎骨片鱼成两半，再将两半鱼剞成麦穗花形，鲜嫩鱼肉，丝丝成花。鱼身涂上湿淀粉，浸入热油，旺火烹炸。白色的鱼丝伴着滋滋声响渐成焦黄，鲜香气息扑鼻。之后即可入盘，将料酒、酱油、鸡汤、白糖、醋等调在一起，入油烧热，下葱、姜、蒜末，煸炒后调成芡汁，浇在鱼身上，两相结合，鲜香四溢。此菜颜

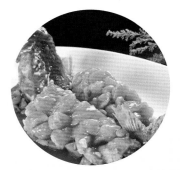

▲ 松鼠黄鱼

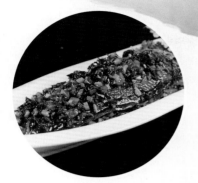

▲ 雪菜黄花鱼

色酱黄，光滑油亮；鱼身炸后刀花翻起，造型异常美观；口感外酥里嫩，醇鲜酸甜。

雪菜黄鱼是一道浙江宁波菜。选新鲜大黄鱼，去鳞、去内脏，正、反两面批柳叶花刀。雪菜梗切成细粒。雪菜梗与黄鱼投入热油中，翻滚腾跃。黄鱼煎至略黄，浇上绍酒稍焖，倒入清水烧制。大黄鱼肉嫩、味鲜、少骨，雪菜脆嫩爽口，倍受食客青睐。

▼ 大黄鱼

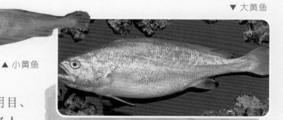

▲ 小黄鱼

保健功能

古代药学典籍中记载，黄鱼味甘、性平，有明目、安神、益气、健脾开胃等功效，尤其适合儿童、老人、久病体虚的人群食用。

黄花鱼鳔切开晾干后制成的黄花胶，以富有胶质而著名，其中含有高黏性的胶原蛋白和黏多糖，被认为具有滋阴添精、养血止血、润肺健脾等功效。

黄花鱼胆汁中含有胆酸、甘胆酸、牛磺胆酸及其钠盐等，是人造牛黄的原料，有清热解毒、平肝降脂的作用。

另外，在古代多部药学典籍中，都记载黄花鱼头中的耳石能"主下石淋"。当然，其功效尚需现代医学研究加以验证。

如何辨别大黄鱼和小黄鱼？

大黄鱼尾柄长（尾鳍的末端到尾椎骨最后一节或尾鳍基的水平长度）为尾柄高（尾柄最低处的高度）的 3 倍以上，小黄鱼尾柄长为尾柄高的 2 ～ 3 倍。大黄鱼鳞较小，侧线上鳞（侧线至背鳍前端的横列鳞）8 ～ 9 行；小黄鱼鳞较大，侧线上鳞 5 ～ 6 行。

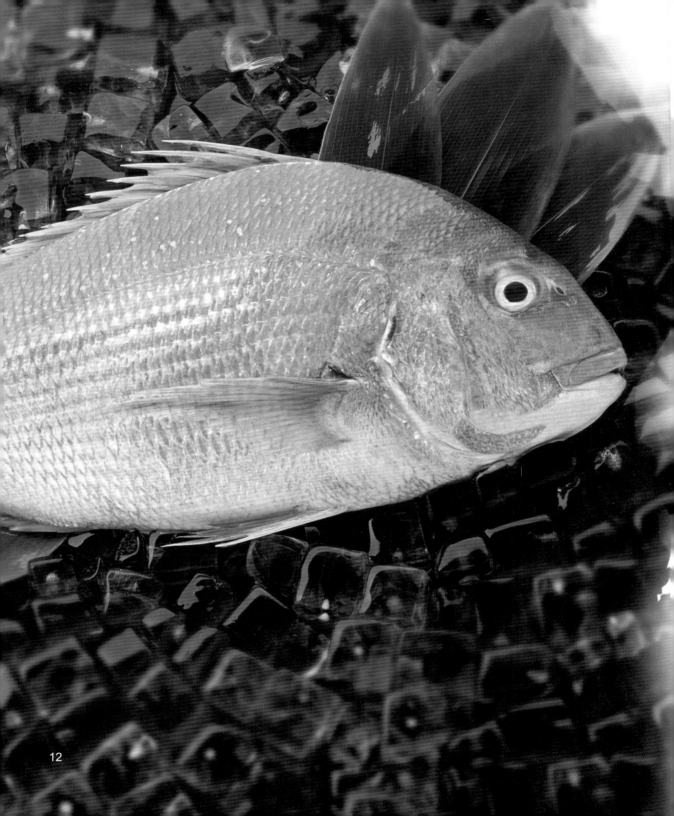

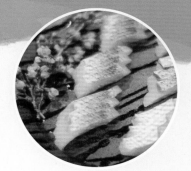

▲ 真鲷鱼肉

真鲷

　　它们通体嫣红，被视作喜庆的象征；它们以"加吉"为名，寄寓了人们对美好生活的憧憬。它们便是真鲷——鱼中的吉祥使者。

　　真鲷，俗称红加吉、加吉鱼、小红鳞，是鲷科的一种。真鲷体侧扁，侧面观呈长椭圆形；全身呈淡红色，体侧有漂亮的蓝色斑点。真鲷主要分布在西北太平洋的温暖水域，我国四大海域皆有其踪影。

　　真鲷在 3～4 月繁殖。冬季真鲷为了繁殖大量进食，春季樱花烂漫时，真鲷也如樱花般娇艳，这时捕获的真鲷被称为"樱鲷"或者"花见鲷"。秋季，繁殖后的真鲷经过夏季的休养生息，更变得丰腴，此时捕获的真鲷被称为"红叶鲷"。

每100克真鲷鱼肉主要营养成分	
蛋白质	14.53克
脂类	2.54克
糖类	1.94克
锰	0.021毫克
铁	0.159毫克
铜	0.037毫克
锌	0.318毫克
钙	29.165毫克
镁	36.661毫克
钠	40.966毫克
钾	284.160毫克
水分	78.25克
灰分	1.53克

注：参考张纹，苏永全，王军，等．5种常见养殖鱼类肌肉营养成分分析 [J]．海洋通报，2001, 20(4): 26-31

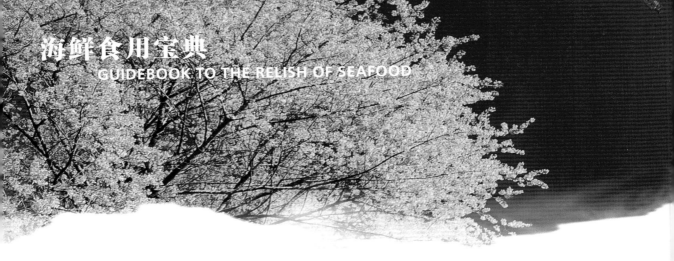

　　真鲷蛋白质含量高，还含有脂肪、钙、磷、铁、硫胺素、核黄素、烟酸等营养成分，可以为人体补充必需的氨基酸、维生素及矿物质。

　　真鲷鱼肉中至少含有 16 种脂肪酸，其中饱和脂肪酸 6 种，不饱和脂肪酸 10 种。真鲷脂肪酸中，油酸、棕榈酸含量较高。日常饮食中，ω-6 多不饱和脂肪酸摄入较量多，而 ω-3 多不饱和脂肪酸摄入较少。真鲷鱼肉中 ω-3 多不饱和脂肪酸的含量与 ω-6 多不饱和脂肪酸的含量的比值较高，因此经常食用真鲷可有效补充 ω-3 多不饱和脂肪酸。研究表明，真鲷中 DHA 含量要高于海参中 DHA 含量。另外，真鲷鱼肉中含有 1.22% 的神经酸，神经酸具有修复受损大脑神经纤维的功能。

　　中医认为，真鲷具有补胃养脾、清热消炎、补气活血、祛风、运食的功效，尤其适合食欲不振、消化不良、产后气血虚弱者食用。

美食体验

　　真鲷的吃法很多，既可以做成生鱼片，也可以清蒸和红烧。只要掌握好材料的搭配、时间和火候，真鲷便是美味佳肴。

　　真鲷在日本料理中常被制成生鱼片。真鲷鱼肉颜色白皙，味道清淡。真鲷的鱼皮尤为鲜美，但是鱼皮的腥味影响了其作为生鱼片的口味。因此做真鲷生鱼片时，要先向鱼皮浇热水，再用冷水冷却。这样可以充分保留鱼皮的鲜味，又能去掉其中的腥味。

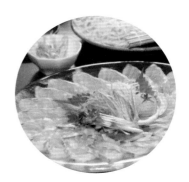

▲ 真鲷生鱼片

真鲷的中式菜品也丰富多样，如红烧真鲷、清蒸真鲷、香烤真鲷、香煎真鲷等。红烧真鲷中加上五花肉，更增添了鱼肉的香醇，浓郁入味。采用清蒸的方法则最好地保持了真鲷的自然鲜美，清新水嫩的真鲷鱼肉让人回味无穷。而在真鲷中加入牛肉、干香菇等食材一起炖汤，则别有一番风味。真鲷鱼肉熬制的粥更是营养健康的特色美食，尤其适合食欲不振、消化不良的人群。香煎真鲷将鱼肉烹炸得外香里嫩，既保持了鱼肉的鲜美，又别添酥香之味。

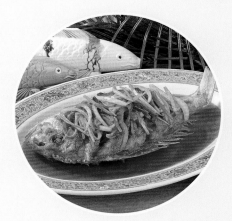

▲ 红烧真鲷

"加吉鱼"的来历

真鲷又叫"加吉鱼"。据说，汉武帝巡幸东莱郡，在船头观赏大海美景，忽然一条红色的大鱼蹦到了船上。鱼为吉祥之物，汉武帝非常高兴，并询问此为何鱼。大家面面相觑。太中大夫东方朔高声说："谓之加吉鱼！"众人非常诧异，齐声高喊："愿闻其详！"东方朔笑眯眯地说："今天是皇上的生日，此为一吉；此鱼自动现身，寓意丰年有余，又为一吉；两吉相加谓之加吉，此鱼因此可称加吉鱼。"大家听后齐声叫好，汉武帝也捻须称是，故而得名。

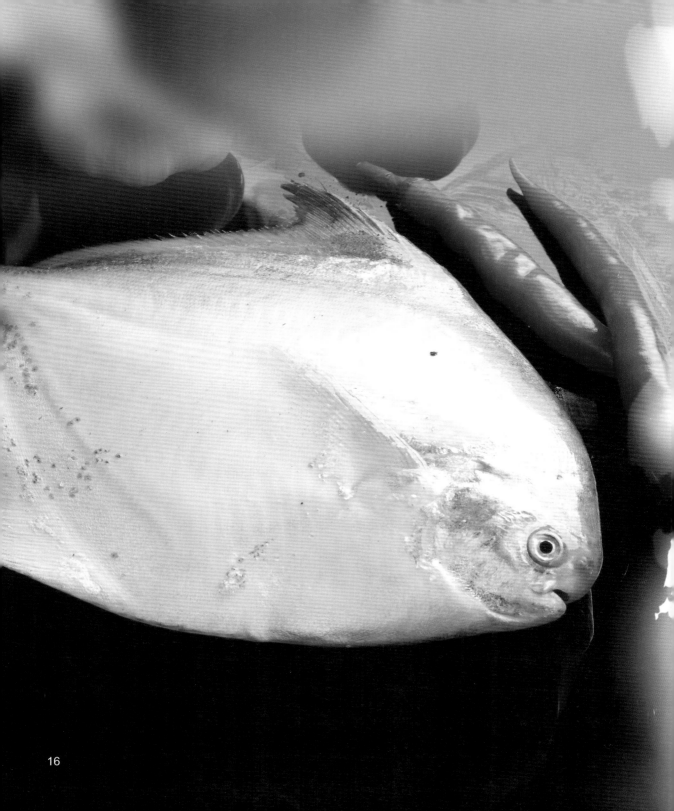

鲳鱼

清代文人潘朗在《鲳鱼》诗中写道："梅子酸时麦穗新，梅鱼来后梦鳊陈。春盘滋味随时好，笑煞何曾费饼银。"每年小满前后，梅子黄时，是鲳鱼产卵繁殖季节，这时的鲳鱼肥美鲜嫩，滋味绝佳。银白、侧扁、如镜的鲳鱼骨子里透着倔强的野性。东海渔区有句谚语："鲳鱼好退勿退。"脾气倔强的鲳鱼不知进退，遇到渔网，只知拼命往里钻，难怪诗中写道不曾"费饼银"，即成了宴席上的美味。

鲳鱼，又名镜鱼，属于鲈形目鲳科，在我国只有鲳属的银鲳、灰鲳、中国鲳、镰鲳、北鲳、镜鲳 6 种。在我国，鲳鱼以南海和东海产量较高，黄海、渤海产量较低。鲳鱼体侧扁，鱼鳞极小且易脱落；背部淡青色，腹部呈鲜亮的银白色。它们喜欢栖息于沙或沙泥底质海域，以浮游生物等为食。成年鲳鱼几乎全身都是肉，骨刺少、肉味鲜美，颇受消费者喜爱。

每100克鲳鱼肉主要营养成分			
	银鲳	灰鲳	中国鲳
粗蛋白质	20.16克	18.45克	18.71克
粗脂肪	4.90克	6.12克	2.31克
水分	73.11克	74.08克	77.24克
灰分	1.21克	0.85克	1.15克

注：参考徐善良，王丹丽，徐继林，等．东海银鲳（*Pampus argenteus*）、灰鲳（*P. cinereus*）和中国鲳（*P. sinensis*）肌肉主要营养成分分析与评价 [J]．海洋与湖沼，2012，43(4)：775-782

科学家曾测定过几种鲳鱼的营养成分，其中东海银鲳蛋白质含量约为 20%，脂肪含量约为 4.9%；灰鲳蛋白质含量约为 18%，脂肪含量约为 6.12%；中国鲳蛋白质含量约为 19%，脂肪含量约为 2.31%。由此可见，鲳鱼具有明显的高蛋白及适口性的特点，非常适合人们的营养需求。

食物中必需氨基酸含量越高，其营养价值也越高。经科学家检测，银鲳至少含有 18 种氨基酸，包括 8 种必需氨基酸。鲳鱼中必需氨基酸占氨基酸总量的 40% 以上。鲳鱼中谷氨酸含量最高。谷氨酸是鲜味氨基酸的一种，且谷氨酸能在人体中与血氨结合形成对人体无害的谷氨酰胺，解除组织代谢过程中产生的氨毒害作用。谷氨酸还是参与脑组织生化代谢的重要氨基酸。此外，鲳鱼中赖氨酸含量也很高。

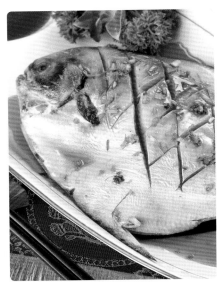

▲ 红烧鲳鱼

人体内能够合成饱和脂肪酸和单不饱和脂肪酸，但不能合成油酸、亚麻酸等维持肌体正常生长发育需要的多不饱和脂肪酸。鲳鱼中不饱和脂肪酸含量高于饱和脂肪酸。有研究显示，渤海产的银鲳鱼肉中 DHA 和 EPA 含量之和占脂肪酸总量的 8.5% 左右。

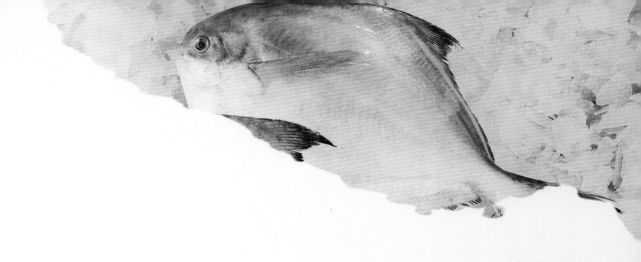

美食体验

　　"尾如燕翼，骨软肉白，味美于诸鱼"，这是古人对鲳鱼的赞美。鲳鱼的内脏很少，便于收拾；且鲳鱼刺少、肉嫩，美味又营养。鲳鱼的家常做法通常有清蒸、红烧、香煎、酱烤等，风味多样，各具特色。

　　红烧鲳鱼色泽鲜亮、汁浓味美，鱼肉温润，肌理细腻，入口软糯却不失嚼劲，让人回味。香煎鲳鱼表皮焦黄，内里白嫩，酥软鲜香，油而不腻。清蒸鲳鱼保存了鱼肉原始的鲜美细嫩；刺破鱼皮，鱼肉雪白，用以点缀和调味的小葱青翠；夹肉入口，清淡温和、唇齿留香。

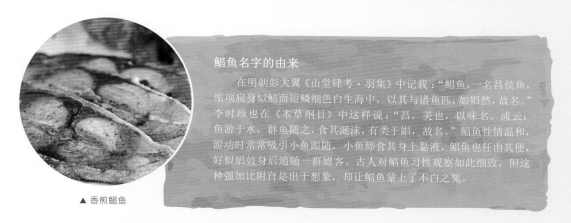

▲ 香煎鲳鱼

鲳鱼名字的由来

　　在明朝彭大翼《山堂肆考·羽集》中记载："鲳鱼，一名昌侯鱼，缩项扁身似鲂而短鳞细色白生海中，以其与诸鱼匹，如娼然，故名。"李时珍也在《本草纲目》中这样说："昌，美也，以味名。或云：鱼游于水，群鱼随之，食其涎沫，有类于娼，故名。"鲳鱼性情温和，游动时常常吸引小鱼跟随，小鱼舔食其身上黏液，鲳鱼也任由其便，好似娼妓身后追随一群嫖客。古人对鲳鱼习性观察如此细致，但这种强加比附自是出于想象，却让鲳鱼蒙上了不白之冤。

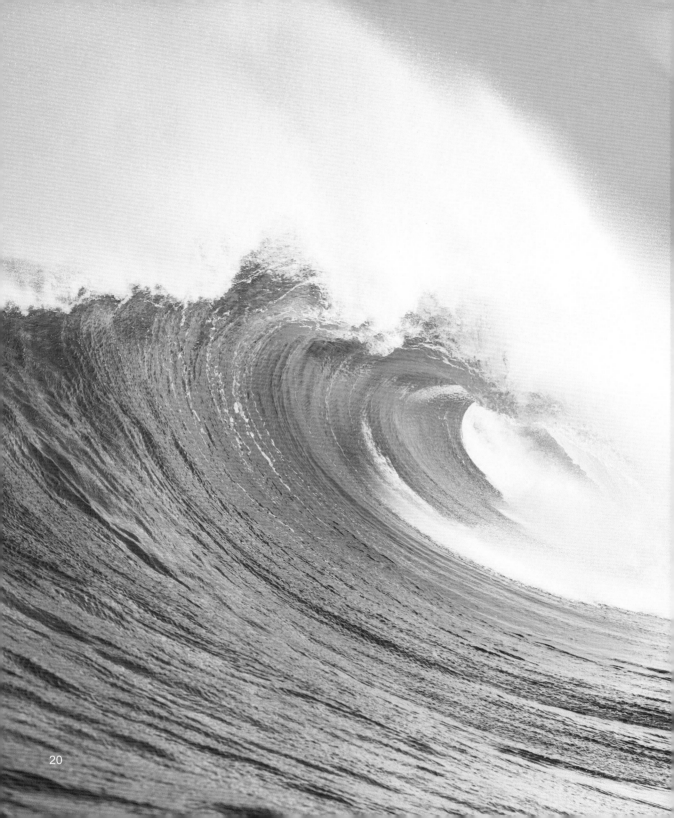

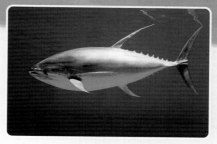

▲ 黄鳍金枪鱼

金枪鱼

在蓝色的海洋世界，有这样一类鱼，一刻也不停顿地游动着。它们有着独特的体型构造、强劲的肌肉和旺盛的新陈代谢。它们是金枪鱼。

金枪鱼，又称为鲔鱼、吞拿鱼，是大洋暖水性洄游鱼类，主要分布在太平洋、大西洋、印度洋热带、亚热带和温带的广阔水域。广义上，鲭科中金枪鱼属、细鲣属、舵鲣属、鲔属、鲣属 5 个属的鱼都可称为金枪鱼。狭义上，金枪鱼指的是金枪鱼属中的 8 个种：太平洋蓝鳍金枪鱼、大西洋蓝鳍金枪鱼、南方蓝鳍金枪鱼、黄鳍金枪鱼、大眼金枪鱼、长鳍金枪鱼、黑鳍金枪鱼、青干金枪鱼。

金枪鱼体若鱼雷。其尾鳍呈新月形，尾柄两侧有棱脊。它脊柱两侧的肌肉强而有力，皮肤上分布着大量的血管网。金枪鱼的鳃肌已经退化，只能依靠游进时水流经过鳃部而吸入氧气。这种撞击式的呼吸方式使金枪鱼一刻也不能停歇。也正是因为从不停歇的运动，金枪鱼的每一块肌肉都得到充分的锻炼。金枪鱼肉似牛肉，呈红色，其中含有丰富的肌红蛋白，营养价值很高。

每100克金枪鱼肉主要营养成分		
	黄鳍金枪鱼	蓝鳍金枪鱼
蛋白质	25.53克	24.68克
脂肪	1.07克	0.98克
DHA	25.34毫克	24.1毫克
EPA	6.32毫克	5.45毫克
钾	493.08毫克	485.01毫克
钠	85.6毫克	82.9毫克
镁	29.06毫克	32.01毫克
钙	3.80毫克	3.59毫克
铁	1.01毫克	0.92毫克
锌	0.28毫克	0.12毫克
铜	0.19毫克	0.08毫克
锰	0.05毫克	0.04毫克
磷	276毫克	271毫克
硒	0.081毫克	0.076毫克
水分	72.35克	73.55克
灰分	0.94克	0.88克

注：矿物质含量测量所取样品为背部肌肉。参考杨金生，霍健聪，夏松养. 不同品种金枪鱼营养成分的研究与分析［J］. 浙江海洋学院学报（自然科学版），2013，32（5）：393-397

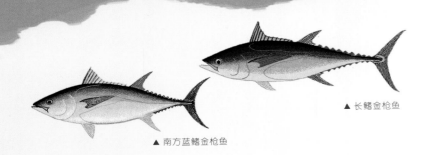

▲ 长鳍金枪鱼

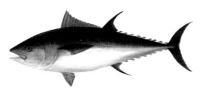

▲ 南方蓝鳍金枪鱼

▲ 大西洋蓝鳍金枪鱼

　　金枪鱼肉高蛋白、低脂肪、低热量。以青干金枪鱼为例，其中粗蛋白的含量约为 24%，蛋白质含量明显高于鸡蛋（约 13%），而粗脂肪的含量为 1% 左右，低于猪肌肉脂肪含量（约 6%）。金枪鱼中，必需氨基酸的含量比非必需氨基酸的高。其中含量较高的赖氨酸有着改善神经系统、预防骨质疏松、增强免疫力的作用。另外，其含有丰富的蛋氨酸及胱氨酸，有助于保护肝脏，增强肝脏的排毒功能。同时，金枪鱼富含 DHA、EPA、牛磺酸等多不饱和脂肪酸。

　　金枪鱼肉中还富含人体所需的钾、钠、钙、镁、磷、铁等矿物质。钾可以维持细胞膜通透性；磷对于人体体液渗透压和酸碱平衡也起到重要作用；铁可有效预防缺铁性贫血；钙则是人体骨骼、牙齿的主要构成元素，是儿童成长必需的营养物质。富含矿物质的金枪鱼肉搭配绿色蔬菜是绝佳的健康食品。

美食体验

　　金枪鱼深受日本、欧美人的喜爱，尤其是金枪鱼刺身，漂亮的造型、新鲜的原料、柔嫩鲜美的口感辅以刺激性的调料，强烈地吸引着食客。

　　金枪鱼刺身一般采用大眼金枪鱼肉和黄鳍金枪鱼肉制成。将金枪鱼肉切成大小均一的条或片，铺在由萝卜丝、裙带菜、生菜等码成的拼盘上，新鲜的蔬菜簇拥着亮红的生鱼片，极为鲜亮雅致。

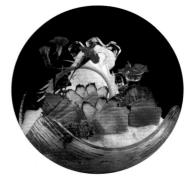

▲ 金枪鱼刺身

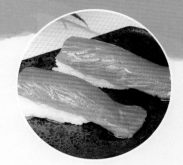

▲ 金枪鱼寿司

　　金枪鱼刺身的佐料有酱油、山葵泥，还有醋、姜末等。稍带刺激性的调味品配合爽滑鲜嫩的生鱼片，征服了人们的味蕾。装生鱼片的器皿多为浅盘，有漆器、瓷器或竹编等，有方形、船形、五角形等，菜品造型以山川、船岛为图案，极为精致。因而品尝金枪鱼刺身既是一场味觉盛宴，也是一种视觉享受。

　　金枪鱼在西餐和日式料理中多见，生吃是经典的食用法，但也有中式菜品，如糖醋金枪鱼球、燕麦金枪鱼粥、茄汁金枪鱼、香酥金枪鱼排等。营养丰富的金枪鱼肉搭配中式烹制方法，越来越受我国大众喜爱。柔嫩鲜美的鱼肉，可煎、可炸、可炒、可蒸，在油与火的催生下变为一道道美食，给人们带来独特的味觉体验。

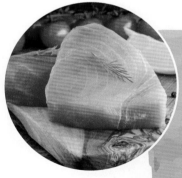

▲ 金枪鱼肉

金枪鱼哪块肉最好吃？

　　金枪鱼刺身的价格存在很大的差异，这与金枪鱼的品种和所取部位有很大关系。金枪鱼和牛肉一样，不同的部位口感不同。提到金枪鱼刺身，就不得不提金枪鱼刺身三兄弟——大脂（Otoro）、中脂（Chutoro）和赤身（Akami）。大脂分为霜降和蛇腹，主要是指金枪鱼的前腹部和中腹部，脂肪含量最高，口感滑润，脂香浓郁，价格较高。中脂主要分布在金枪鱼的后腹部和背部，含有适量的脂肪，口感鲜嫩，性价比高。赤身主要分布在围绕脊骨的部分，其脂肪含量最少，蛋白质含量最高。

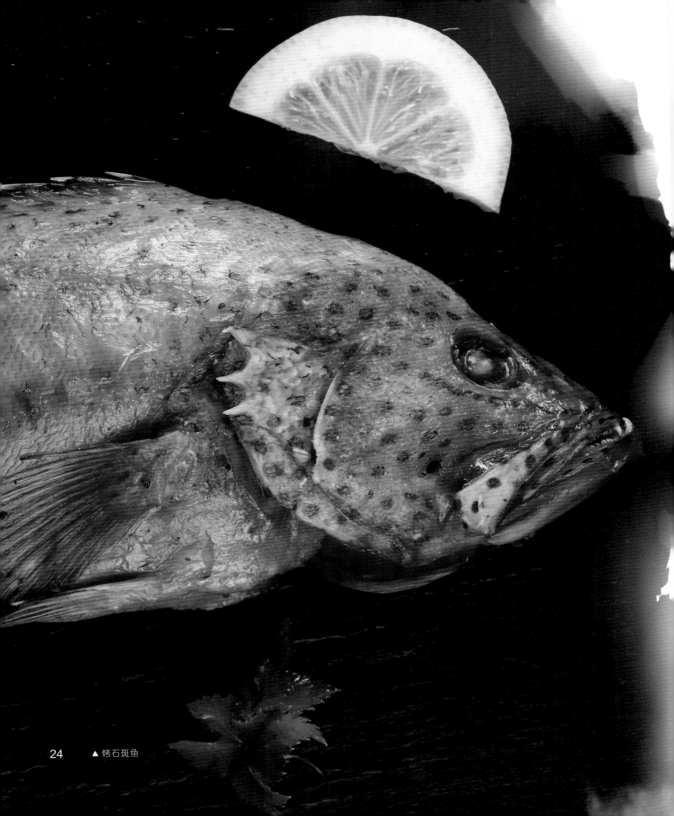

▲ 烤石斑鱼

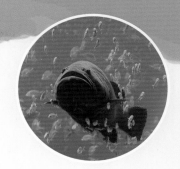

▲ 龙胆石斑鱼

石斑鱼

它们栖息于海洋岩礁、珊瑚礁区，喜暖怕冷，喜静怕浪，喜清怕浊；它们大多体态丰腴，"衣衫"华美，雍容华贵，宛若海洋世界的"贵族"；它们又像海洋世界的刺客，凶猛异常，常以突袭的方式捕食小海鱼。它们便是海中贵族 —— 石斑鱼。

石斑鱼，俗称黑猫鱼，属鲈形目石斑鱼亚科。石斑鱼种类繁多，较为知名的就有豹纹鳃棘鲈（东星斑）、驼背鲈（老鼠斑）、褐点石斑鱼（老虎斑）、黑斑石斑鱼（金钱龙趸）、鞍带石斑鱼（花尾龙趸、龙胆石斑鱼）等。石斑鱼是一类凶猛的食肉性鱼类，口大、牙尖。其体常呈褐色或红色，多具条纹和斑点，故此得名。

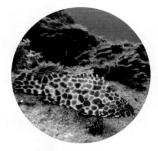

▲ 玳瑁石斑鱼

每100克石斑鱼肉主要营养成分			
	赤点石斑鱼	青石斑鱼	点带石斑鱼
粗蛋白	19.15克	21.76克	20.21克
粗脂肪	4.27克	3.62克	3.49克
水分	73.27克	74.13克	74.94克
粗灰分	1.33克	1.33克	1.41克

注：参考林建斌，陈度煌，朱庆国，等. 3种石斑鱼肌肉营养成分比较初探 [J]. 福建农业学报，2010, 25(5): 548-553

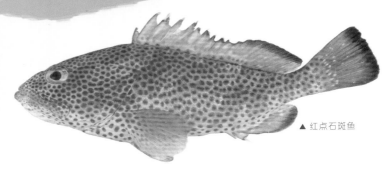

▲ 红点石斑鱼

石斑鱼营养丰富。有研究表明，青石斑鱼和点带石斑鱼中粗蛋白含量高于中华乌塘鳢、暗纹东方鲀、斑鳜、鲤鱼、鲫鱼、草鱼、鲻鱼。

石斑鱼还含有至少 18 种氨基酸。研究表明，点带石斑鱼中，必需氨基酸约占总氨基酸的 41%。点带石斑鱼中谷氨酸、天冬氨酸和赖氨酸含量较高，胱氨酸含量最低。研究称石斑鱼中赖氨酸含量高于鸡蛋蛋白。赖氨酸是人乳中第一限制性氨基酸，而石斑鱼是优质的催乳食材。石斑鱼中鲜味氨基酸含量高，决定了石斑鱼味道的鲜美。

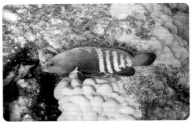

▲ 斑点九棘鲈

石斑鱼还含有至少 13 种脂肪酸，其中亚麻酸、亚油酸等不饱和脂肪酸含量高，具有降血脂、降血压、抗肿瘤和免疫调节的作用。有研究表明，点带石斑鱼中 DHA 和 EPA 约占脂肪酸总量的 22%，利于改善大脑功能和心血管健康。

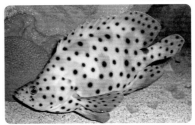

▲ 老鼠斑

因为石斑鱼经常捕食鱼、虾，其体内含有丰富的虾青素，这是一种超强的天然抗氧化剂，可以达到延缓器官和组织衰老的功能；而且石斑鱼皮含有丰富的胶原蛋白，因而，石斑鱼有着"美容护肤之鱼"的称号。

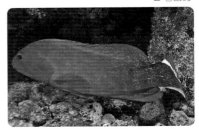

▲ 尾纹九棘鲈

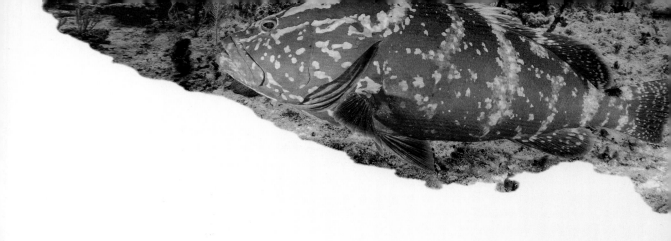

美食体验

　　石斑鱼具有肉细嫩厚实、无肌间刺、味道鲜美、营养丰富的特点，常用烧、爆、清蒸、炖汤等方法成菜，也可制肉丸、肉馅等。

　　清蒸石斑鱼是一道家常菜品。清蒸可以较好地保持石斑鱼肉的滑嫩鲜美。选用新鲜的石斑鱼，洗净，去内脏。将葱切段拍破，姜去皮切片，铺在鱼身上，并淋上少许米酒，略带刺激味的辅料加上易挥发的米酒，在蒸锅高温的催生下，激发出鱼肉的鲜香柔嫩。大火蒸15分钟后，鱼香四溢，让人垂涎欲滴。取出装盘，另切葱、姜、红辣椒成丝铺置于鱼身上，浓鲜之外另添色彩。最后将蚝油、酱油、细糖置于炒锅翻炒，淋洒在鱼身上，鲜嫩的石斑鱼裹着咸香酱汁，让人垂涎三尺。

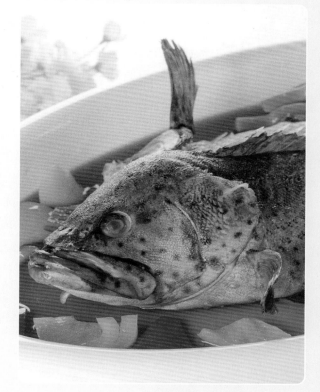

▲ 清蒸石斑鱼

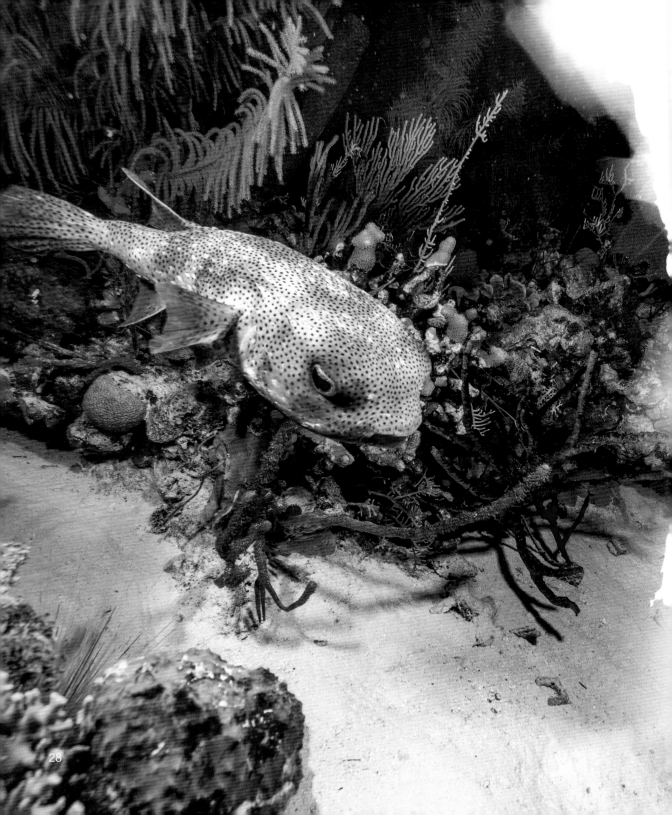

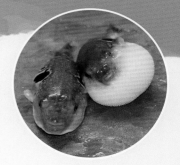

▲ 红鳍东方鲀

河鲀

它们憨态可掬，为了防御捕食者，会将肚子鼓得圆滚滚的，让人忍俊不禁。它们牙齿锋利，可以将六号铁丝咬断。它们有着"水族之奇味"的美誉，却又身带剧毒，让多少贪吃者命丧其手……它们便是家喻户晓的河鲀。

河鲀，属于鲀形目，通常包括鲀亚目鲀总科中的鲀科和刺鲀科，以及鳞鲀亚目箱鲀总科的种类；大部分生活在海中，有些种类定居于淡水或在一定季节进入江河。在我国，较常见的河鲀有红鳍东方鲀、暗纹东方鲀。

河鲀受到威胁时，能够迅速将空气或水吸入具有弹性的胃中，使身体在短时间内膨胀成球状，借以自卫。河鲀体内的有毒成分是河鲀毒素，它是一种神经毒素，其毒力相当于氰化钠的 1 250 倍。河鲀毒素耐热，盐腌、日晒亦均不能将其破坏。研究表明，河鲀的卵巢、肝脏、血中毒素含量较高。河鲀毒素的含量因种类、脏器不同而异外，同一品种也因个体大小、性别、季节、地理环境的不同而有很大差别。人工养殖的红鳍东方鲀和暗纹东方鲀几乎没有毒性或毒性很弱，从 2016 年开始准入市场。

每100克暗纹东方鲀可食部分主要营养成分			
	肉	肝脏	皮
粗蛋白	19.43克	3.17克	21.76克
粗脂肪	0.17克	73.68克	0.29克
钾	221.2毫克	103.0毫克	103.0毫克
钠	27.8毫克	50.1毫克	127.8毫克
镁	24.5毫克	7.3毫克	9.7毫克
钙	19.1毫克	15.3毫克	299.5毫克
锌	0.53毫克	5.17毫克	1.851毫克
铁	0.572毫克	1.35毫克	0.548毫克
水分	78.09克	23.00克	76.59克
灰分	1.26克	0.04克	1.25克

注：参考孙阿君，金武，闻海波，等. 暗纹东方鲀主要可食部分营养成分比较及品质评价 [J]. 长江大学学报，2013, 10(23): 50-54

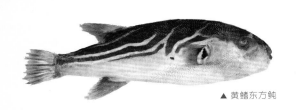

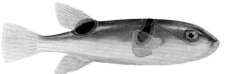

▲ 弓斑东方鲀

▲ 黄鳍东方鲀

　　河鲀肉洁白如霜，蛋白质含量较高。暗纹东方鲀、弓斑东方鲀、黄鳍东方鲀肌肉蛋白质含量与鳜鱼、对虾、银鱼、河蟹和鲜贝相当或更高，肌肉所含能量比对虾、鲜贝、银鱼高。棕斑腹刺鲀肌肉蛋白质含量高于瘦肉和鸡蛋。

　　河鲀肌肉中氨基酸种类齐全，配比合理。红鳍东方鲀肌肉所含氨基酸中，牛磺酸含量最高，甘氨酸、赖氨酸和丙氨酸次之。棕斑腹刺鲀中人体必需氨基酸约占氨基酸总量的 44%。甘氨酸、谷氨酸、丙氨酸、精氨酸、天冬氨酸 5 种鲜味氨基酸的含量共约占氨基酸总量的 45%，这是河鲀味道鲜美的原因。

　　牛磺酸能够促进大脑发育，改善神经传导、视觉和内分泌机能，增强人体免疫力，同时可以促进胆汁酸的肠肝循环，控制血液中的胆固醇水平。

　　此外，河鲀中还含有丰富的矿物质，且野生和养殖的红鳍东方鲀间无显著差异。棕斑腹刺鲀所含的常量元素中，钾含量最高，其次为钠、镁、钙；所含的微量元素中，锌含量最高，其次为铁、锰。暗纹东方鲀含量最高的常量元素是钾，其次是磷、钠、镁、钙。暗纹东方鲀钙的含量高于鳜鱼、中国明对虾，磷的含量高于鳜鱼。

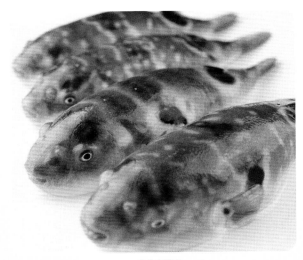

▲ 暗纹东方鲀

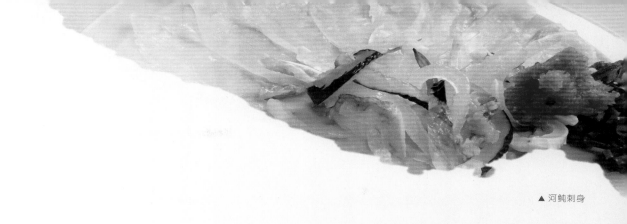

▲ 河鲀刺身

有研究人员专门对暗纹东方鲀可食部分的营养价值进行了比较。皮中蛋白质含量高于肌肉；肌肉中必需氨基酸约占总氨基酸的 42%。脂肪含量皮亦高于肌肉；不饱和脂肪酸与脂肪酸的比值皮为 0.64，肌肉为 0.63，二者差别不明显。

值得一提的是，河鲀皮中还含有丰富的胶原蛋白，具有作为提取胶原蛋白的新型生物材料的巨大潜力。

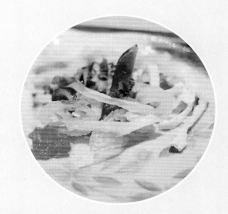

▲ 河鲀皮菜品

活性物质

河鲀毒素具有止痛作用，可制成强镇痛剂，其效果比常用麻醉药可卡因强很多。它对疗疮、气喘、百日咳、胃痉挛、遗尿、阳痿等疾病，也均有一定疗效。

有研究表明，河鲀 I 型胶原蛋白提取物能够抑制胃泌素和胃酸分泌，促进胃黏膜糖蛋白分泌，保护胃黏膜。

此外，雄性河鲀精巢约占活体重的 7%。从成熟精子细胞核中提取的鱼精蛋白是一种多聚阳离子肽类，具有广谱抗菌活性，可作为天然防腐剂。同时，鱼精蛋白具有止血作用，不仅可以用于治疗肺咯血、重症肝炎引起的大出血，还可与抗凝血药肝素的硫酸基结合，使肝素很快失去抗凝活性，在医学上具有很好的开发价值。

海鲜食用宝典
GUIDEBOOK TO THE RELISH OF SEAFOOD

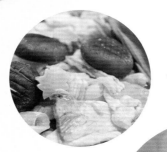

◀ 河鲀砂锅

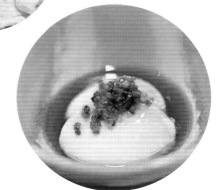

▲ 河鲀白子

美食体验

在我国，自古就有"拼死吃河鲀"的说法。河鲀砂锅、中式红烧河鲀、炸河鲀、白烧河鲀、河鲀刺身……每一道菜都让人垂涎三尺。为避免食用中毒，河鲀的加工处理程序极为严格。首先从头部和背部交界处下刀切断脊椎骨，割断主动脉进行放血，然后顺次切下鱼鳍、鱼嘴、鱼眼、鱼鳃和剥离内脏。对于剩下的可食部分，还要清除黏膜、残留的内脏，用流水彻底洗净黏液、血液等。获准烹制河鲀的厨师必须熟悉河鲀的含毒情况，应有专用的刀具，依照严格的步骤，实施精准的操作……在日本，河鲀厨师资格的获得需要付出极大的努力，当然回报也是极其丰厚的。

河鲀料理中最具品位的当是河鲀刺身了。河鲀肉要采用薄切的手法，这很考验厨师的刀工。切成的刺身片薄如蝉翼、洁白如玉，拼盘也极为精致。若隐若现的托盘图案与美妙的刺身拼图相映成趣，俨然是一件艺术品。河鲀肉脂肪含量很低，食之清新，咀嚼起来韧性十足。

河鲀还有多种吃法。例如，河鲀皮可与蔬菜、菌类一起慢慢熬煮，冷冻后制成河鲀皮冻，晶莹剔透，爽滑可口，是难得的开胃小菜。河鲀肉也可与各色蔬菜、菌类一起搭配制作河鲀砂锅。有了河鲀肉的"加持"，砂锅汤汁也变得异常浓稠鲜美。

雄性河鲀的精巢被称为"白子"，又名"西施乳"，其口感与动物的脊髓相似，适合生食或碳烤；也可用于泡酒，制成"白子酒"，有滋补的功效。

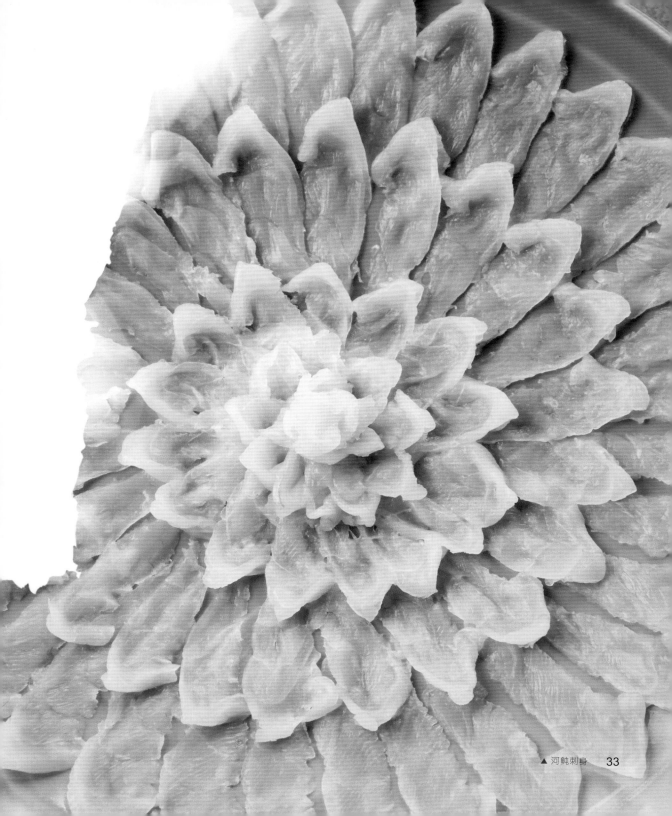

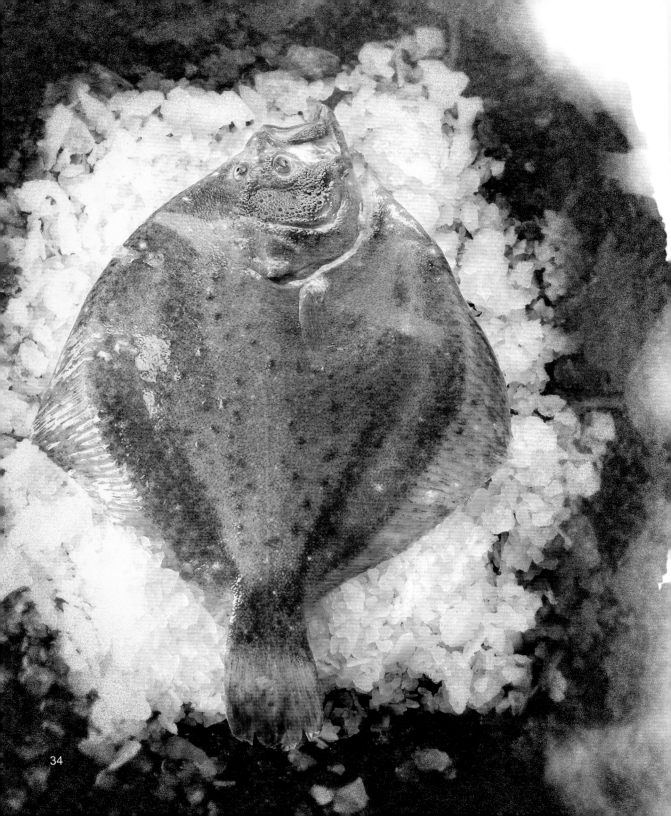

比目鱼

《尔雅·释地》曰："东方有比目焉，不比不行。"又有唐诗曰："得成比目何辞死，愿作鸳鸯不羡仙。"比目鱼，被视为"海底鸳鸯"，寄托着人们对美好爱情的憧憬。

比目鱼，属于鲽形目。鲽形目鱼类全球共有 678 种，我国有 149 种，其中很多是重要的经济鱼类。比目鱼大都在较浅的温暖海域营底栖生活，其显著特点是身体扁平，成鱼左、右两侧不对称，两眼位于头部同一侧且有眼侧朝上。有眼侧的颜色与周围环境配合得很好，因而比目鱼有"变色龙"之称；而它们身体的朝下一侧多为白色。两眼的位置是区分鲆与鲽、鳎与舌鳎的特征，有口诀曰："左鲆右鲽，左舌鳎右鳎。"比目鱼中，我们常食用的有大菱鲆、牙鲆、半滑舌鳎等；而这其中又以大菱鲆 —— 也就是我们常说的多宝鱼最为有名。

每100克比目鱼可食部分主要营养成分			
	舌鳎	鲆	鲽
蛋白质	17.7克	20.8克	21.1克
脂肪	1.4克	3.2克	2.3克
胆固醇	82毫克	81毫克	73毫克
硫胺素	0.03毫克	0.11毫克	0.03毫克
核黄素	0.05毫克	—	0.04毫克
烟酸	2.1毫克	4.5毫克	1.5毫克
维生素E	0.64毫克	0.50毫克	2.35毫克
钙	57毫克	55毫克	107毫克
磷	168毫克	178毫克	135毫克
钾	309毫克	317毫克	264毫克
钠	138.8毫克	66.7毫克	150.4毫克
镁	27毫克	55毫克	32毫克
铁	1.5毫克	1.0毫克	0.4毫克
锌	0.05毫克	0.53毫克	0.92毫克
硒	34.63微克	36.97微克	29.45微克

注：参考杨月欣，王光正，潘兴昌．中国食物成分表 [M].2 版．北京：北京大学医学出版社，2009

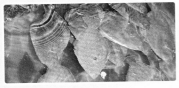
▲ 牙鲆

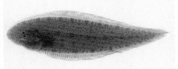
▲ 舌鳎

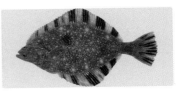
▲ 星突江鲽

比目鱼蛋白质含量高，氨基酸种类齐全，还含有多种脂肪酸、维生素及矿物质。

大菱鲆鱼肉中必需氨基酸约占氨基酸总量的 42%，鲜味氨基酸约占氨基酸总量的 40%；谷氨酸含量最高，占氨基酸总量的 13% 以上。除了谷氨酸外，大菱鲆中含量较高的氨基酸依次为缬氨酸、天冬氨酸、甘氨酸、赖氨酸、亮氨酸、精氨酸。大菱鲆脂肪酸中，不饱和脂肪酸约占64%。另有研究表明，大菱鲆中 DHA 和 EPA 的总量高于牙鲆和半滑舌鳎。此外，大菱鲆中富含钙、镁、铁、锌、硒等矿物质。有研究对大菱鲆和牙鲆的营养成分进行比较，发现大菱鲆氨基酸总量高于牙鲆，必需氨基酸的含量低于牙鲆，DHA 含量高于牙鲆。

美食体验

比目鱼内脏团较小，出肉率高。其肉丰厚白嫩，骨刺少，味道鲜美，为人们所喜爱，大菱鲆更是深受追捧。

"多宝鱼"一名蕴含着"多宝多福"之意。其鱼体近似圆形，且看起来紧致饱满，故作为"全鱼"上席又有着"团圆""圆满"的寓意。大菱鲆鱼肉细嫩洁白，口感软润爽滑，味道鲜美香醇，素有"海中雏鸡"之称。大菱鲆适合清蒸、红烧、爆炒、盐焗、碳烤、香煎、油炸、炖汤。不同的烹饪方式，带来完全不同的美食体验，而其中最有代表性的就是"清蒸多宝鱼"了。清蒸多宝鱼

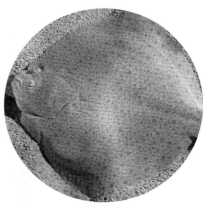
▲ 大菱鲆

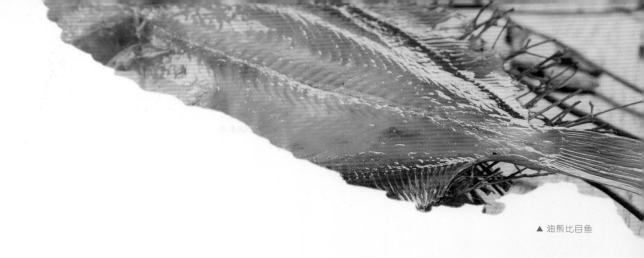

▲ 油煎比目鱼

做法简单，省时省力，而且保持了多宝鱼的鲜味和营养。将鱼清蒸后佐以酱料，调料的咸味更衬托出其特有的鲜味。煎烤大菱鲆也别有风味。大菱鲆煎烤之后，焦黄酥嫩，丰腴浓香，让人赞不绝口。

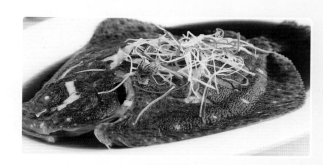

▲ 清蒸多宝鱼

多宝鱼和雷霁霖院士

多宝鱼并不是我国土生土长的鱼类。真正将多宝鱼带上我国人民餐桌的，是"多宝鱼之父"——雷霁霖院士。

1992 年，我国从英国引进了 200 多尾多宝鱼鱼苗，想将其培育成北方工厂化养殖的主要对象。但是当时多宝鱼养育技术是英国的专利，购买这个专利的价钱对当时的中国来说是个天文数字。于是，雷院士毅然决定依靠自身实力攻克难关。

但是研究过程并不顺利。雷院士查遍了当时所有有关多宝鱼的文章，想解决多宝鱼的产卵难题，却一无所获；他第一次培养多宝鱼，到了三四天，所有的鱼几乎都死了……面对一次又一次的失败，雷院士却从未放弃。他夜以继日地去观察、去思考，常常在显微镜前一待就是一天。最终，经过反复试验，七年磨一剑，我国多宝鱼的育苗水平达到了国际先进水平。

后来，他将来之不易的多宝鱼研究成果无私公开，并且帮助企业去扩大生产。很多人不理解，但雷老认为养鱼的工业化才是他要追求的，要把鱼类养殖尽快转变成为生产力。这足见其高风亮节。

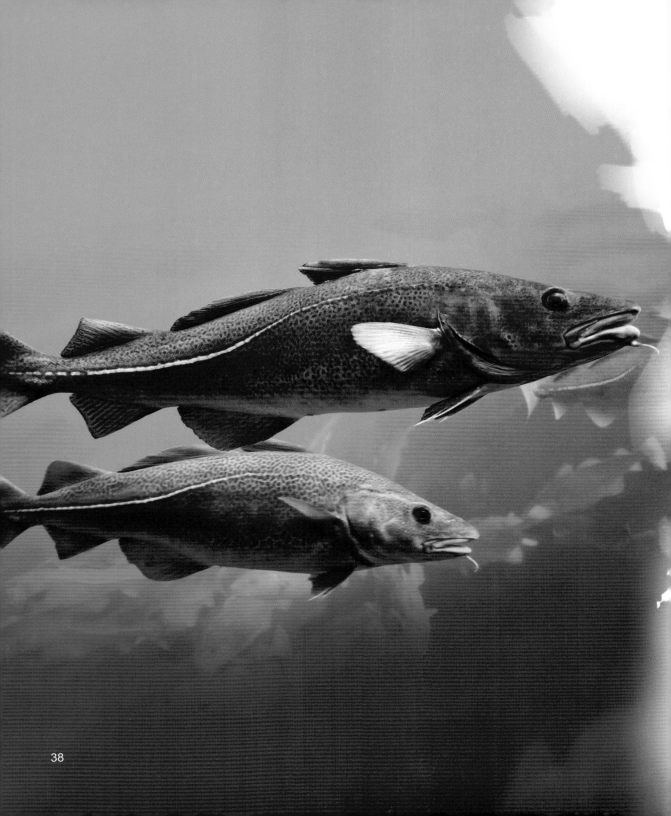

鳕鱼

它们多栖息在高纬度寒冷水域，曾引发冰岛和英国的 3 次海洋战争。它们就是"冰海之皇"——鳕鱼。

鳕鱼，泛指鳕科鱼类。纯正的鳕鱼指鳕属鱼类：太平洋鳕、大西洋鳕、格陵兰鳕，我国仅有太平洋鳕 1 种。鳕鱼体长、侧扁，头、口大，具有 3 个背鳍、2 个臀鳍，还长着 1 条颏须。鳕鱼是深海鱼类，肉质厚实，细刺极少。

真假"鳕鱼"

市场上销售的很多"鳕鱼"其实并非真正的鳕鱼，如鳕形目鳕科狭鳕属的黄线狭鳕（明太鱼，肯德基中的"鳕鱼"即为此种）、鳕形目无须鳕科鱼类（白鳕）、鲽形目的狭鳞庸鲽（扁鳕）、鲉形目黑鲉科裸盖鱼属的裸盖鱼（银鳕、黑鳕和蓝鳕），以及异鳞蛇鲭和棘鳞蛇鲭（油鱼）。其中，狭鳞庸鲽和裸盖鱼无论在营养价值、口感和价格上，都不比真正的鳕鱼逊色。不过市场上，鳕鱼的主要"替身"是最后这两种价格便宜得多的油鱼。油鱼生活在温带和热带海洋中，鱼肉组成和真正的鳕鱼有着很大差别。油鱼肉中含有 20% 的油脂，其中又以一种人体难以消化的"蜡酯"为多。不少人食用油鱼，会出现腹泻、腹痛、呕吐的症状。真正的鳕鱼肉为雪白色，色浅鲜亮，口感细腻，价格较高；而油鱼肉暗淡，口感较粗、更为油腻，价格便宜。

每100克狭鳕可食部分主要营养成分	
蛋白质	20.4克
脂肪	0.5克
碳水化合物	0.5克
胆固醇	114毫克
视黄醇	14微克
硫胺素	0.04毫克
核黄素	0.13毫克
烟酸	32.7毫克
钙	42毫克
磷	232毫克
钾	321毫克
钠	130.3毫克
镁	84毫克
铁	0.5毫克
锌	0.86毫克
硒	24.80微克

注：参考杨月欣，王光正，潘兴昌．中国食物成分表 [M]．2 版．北京：北京大学医学出版社，2009

鳕鱼营养价值高，有着"餐桌上的营养师""液体黄金"之美誉。

鳕鱼肉中蛋白质比三文鱼、鲳鱼都高，而鳕鱼肉中脂肪含量只有 0.5%，远低于三文鱼、鲳鱼，是理想的减肥瘦身食品。每 100 克鳕鱼肉含有镁 84 毫克。丰富的镁元素可以预防高血压、心肌梗死等疾病，有益于人体心血管系统健康。

鳕鱼肝可用于提取鱼肝油，其中含有丰富的维生素 A、维生素 D。鳕鱼肝油制成的药膏可起到活血、祛瘀、止痛的功效。

鳕鱼骨中还含有丰富的钙。运用现代生物技术可以利用鳕鱼骨制备活性钙。活

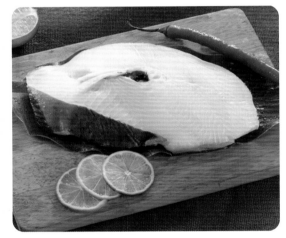

▲ 鳕鱼肉

性钙易于溶解，人体吸收率和储留率都较高。有研究显示，从鳕鱼骨中制备的活性钙可有效增加骨钙含量，促进骨生长，提高骨密度，防止骨质疏松。

鳕鱼卵中也含有丰富的营养元素。有研究显示，太平洋鳕鱼卵粗蛋白含量高于刺参；粗脂肪含量高于中华鳖、刺参、黄鳝，低于鸡蛋和带鱼。太平洋鳕鱼卵磷脂含量远高于大豆和蛋黄。太平洋鳕鱼卵至少含有 18 种脂肪酸，其中不饱和脂肪酸有 12 种；EPA 含量约为 10%，DHA 含量约为 31%，高于大黄鱼卵和鲟鱼卵中 EPA 和 DHA 的含量。太平洋鳕鱼卵至少含有 17 种氨基酸，必需氨基酸约占总氨基酸的 43%。太平洋鳕所含有的氨基酸中谷氨酸含量最高，所含有的必需氨基酸中亮氨酸含量最高。此外，鳕鱼卵中还含有钠、钾、钙、镁、硒、锌等。

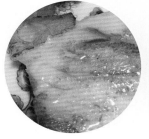

▲ 香煎鳕鱼

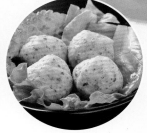

▲ 鳕鱼蔬菜丸

▼ 鳕鱼干

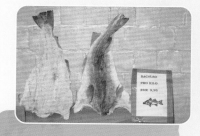

美食体验

香煎鳕鱼广受欢迎。这道菜的做法其实很简单：在碗中倒入牛奶，打入鸡蛋，搅拌均匀；在另一个碗中混合好面粉、盐、胡椒与香菜；将鳕鱼排两面均匀沾上蛋汁，再裹上薄薄的一层面粉；随后将鳕鱼逐片放入油锅，两面均煎炸至淡黄色即可。香煎鳕鱼面皮金黄香酥，鱼肉雪白鲜嫩，再配上经典的意大利酱汁，令人回味无穷。

鳕鱼除了煎炸之外还可制成生鱼片，蘸调味汁食用；此外还可制成鱼肉罐头，腌制或熏制鱼干等。鳕鱼的家常做法亦有很多，红烧、清蒸、炖汤均可。"鳕鱼蔬菜丸"是一种健康美味而又简便易做的家常菜品。选用新鲜的鳕鱼肉，配以猪肉、蔬菜，用料理机打成泥，将鳕鱼泥加入淀粉调和，最后用手将肉泥氽成丸子。鳕鱼丸放入沸水中，渐渐煮熟。盛入盘中，颗颗鱼丸饱满紧致，香滑可口，非常适合儿童食用。

鳕鱼战争

中世纪欧洲天主教戒律森严，规定在一些重要的日子人们必需斋戒，只能吃冷食。因为鱼从水中打捞上来，算是"冷食"，成了能在斋戒日走上欧洲人餐桌的唯一肉类。鱼肉容易腐败，于是腌制、风干的鱼干充斥了当时欧洲菜市场，其中绝大多数是鳕鱼。鳕鱼贸易为位于法国和西班牙交界处的巴斯克人所垄断，巴斯克人从中获得了巨大利益。1946 年，英格兰人发现今纽芬兰附近海域的鳕鱼数量庞大。巴斯克人对欧洲鳕鱼市场的垄断就此终结，鳕鱼开始在殖民贸易中扮演重要角色。纽芬兰渔业基地的鳕鱼制品被源源不断地输送到欧洲，鳕鱼干还被北美洲的人们运到西非，用以交换奴隶。到了 20 世纪，随着捕捞技术越来越先进，鳕鱼数量急剧减少，包括英国在内许多国家将捕捞渔船开到了当时严重依赖捕鳕业的冰岛。为了保护本国人民赖以生存的渔业资源，冰岛不断修改本国专属渔区，这激怒了英国人。"鳕鱼战争"就此爆发，并从 20 世纪 50 年代延续到了 20 世纪 70 年代。最终在北约的调停下，大不列颠向小小的冰岛屈服，并接受了其主张的 200 海里海洋专属区主张。这一主张被写入《联合国海洋法公约》，鳕鱼改变了整个世界的海洋"游戏规则"。

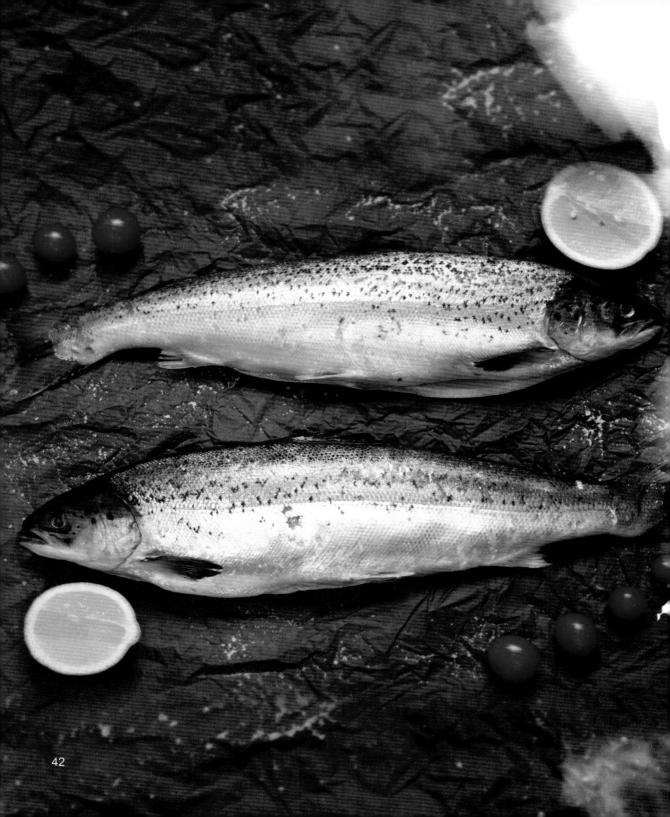

三文鱼

提到三文鱼，我们往往想到那逆流而上、穿越瀑布、跃过堰坝的壮观的鱼群，不禁赞叹它们的勇敢与坚忍；还会想到红白相间的鱼生，那唇齿留香的美味……

三文鱼，是西餐中较为常见的食材之一。三文鱼是 salmon 的音译，是鲑、鳟鱼类的总称，在不同国家，涵盖的种类不同。挪威三文鱼指养殖的大西洋鲑，芬兰三文鱼多指养殖的虹鳟，而美国三文鱼一般为阿拉斯加鲑。我国有 5 种鲑鱼，产于东北黑龙江、图们江、鸭绿江等流域。

每100克大西洋鲑鱼肉主要营养成分	
粗蛋白	21.66克
粗脂肪	7.37克
镁	14.9毫克
钙	29.26毫克
铁	0.18毫克
锌	0.29毫克
水分	69.01克
灰分	1.88克

注：参考邓林，李华，江建军．挪威三文鱼的营养评价[J]．营养与保健，2012，33 (8)：377-379；李华，邓林．大西洋鲑肌肉中 9 种矿物质元素含量的测定及营养评价[J]．食品与机械，2012，28(1)：62-64

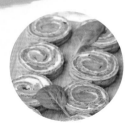

▲ 由菠菜、烟熏三文鱼和
奶酪做的菠菜卷

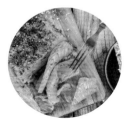

▲ 烟熏三文鱼搭配面包片

　　三文鱼的营养价值高。与一般淡水鱼相比，三文鱼在营养上有四大特点。一是蛋白质等主要营养成分含量高。以虹鳟和大众熟悉的鲤鱼作比较，虹鳟的蛋白质和脂肪含量比鲤鱼分别高 13.35% 和 41.76%；维生素 A、D、B_{12} 及 B_6 的含量也要高很多。二是含有一般淡水鱼所没有或含量很少的 DHA 和 EPA。目前我国饲养的普通淡水鱼中，只有鲤鱼、鲫鱼、鳙鱼含有一定量的 DHA。100 克鲤鱼肉中含有 DHA 288 毫克、EPA 159 毫克，而同样重量的虹鳟鱼肉中含有 DHA 983 毫克、EPA 247 毫克。三是胆固醇含量低。四是氨基酸种类丰富，味道更为鲜美。以大西洋鲑鱼肉为例，其至少含有 18 种氨基酸，其中 8 种是人体必需氨基酸。必需氨基酸和鲜味氨基酸均约占氨基酸总量的 43%。谷氨酸的含量最高，其次是天门冬氨酸、赖氨酸、亮氨酸和丙氨酸。另外，大西洋鲑鱼肉中含有多种对人体有重要生理功能的矿物质。每克大西洋鲑鱼肉中，含有钙 292.6 微克、铁 1.8 微克、锌 2.9 微克、镁 149.2 微克。

　　值得一提的是，三文鱼无肌间刺，适合老人和小孩食用。三文鱼中，镉、铅、铬、铜等重金属含量均低于国家标准中对有害物质的安全限量，可以放心食用。

活性物质

　　除了 DHA 和 EPA，三文鱼还含有一种叫虾青素的生物活性物质。虾青素是一种类胡萝卜素；不溶于水，而溶于大部分有机溶剂；其晶体或溶液呈紫红色。自然界中，虾青素主要由一些藻类、细菌和真菌产生。虾、蟹等甲壳动物摄食了产生虾青素的

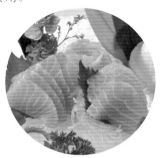

▲ 三文鱼刺身

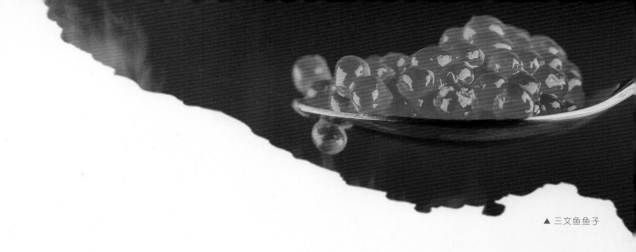

微藻，将虾青素储存在甲壳中。而鲑、鳟鱼类摄食了这些甲壳动物，可以将虾青素储存于肌肉中。这就是三文鱼肌肉呈现橙红色的原因。

虾青素具有显著的抗氧化作用，具有"超级维生素 E"之称。另外，虾青素还具有抗肿瘤和增强机体免疫力等功能，对视黄斑退化和帕金森症、阿尔茨海默症等中枢神经系统疾病的防治有积极的作用。

美食体验

三文鱼是制作刺身的优质食材，其口感软滑细腻，有入口即化的感觉。

除了生食，烟熏是三文鱼的另一种经典吃法。苏格兰烟熏三文鱼使用陈年威士忌的酒桶熏制，恰到好处的烟熏去除了鱼肉腥气的同时，也为鱼肉增添了独特的风味，并使得肉质更为紧实而有嚼劲。烟熏三文鱼经常被切成薄片，搭配奶酪、洋葱，放在面包片上一起食用。有时烟熏三文鱼也用于寿司制作。虽然这在日本并没有流行，但在北美的寿司店，人们将烟熏三文鱼、奶酪、米饭用紫菜卷起来吃，别有一番风味。

鲑鱼鱼子更是名贵的食品，具有很高的营养价值。

三文鱼的选购

新鲜三文鱼具备一层完整的银色鱼鳞，透亮有光泽；鱼皮黑白分明，无瘀伤；鱼眼清亮，瞳孔色深；鱼鳃鲜红，有红色黏液；鱼肉呈鲜艳的橙红色，结实而富有弹性。若用手指轻压，鱼肉不紧实，缺乏弹性，则说明三文鱼已不新鲜。

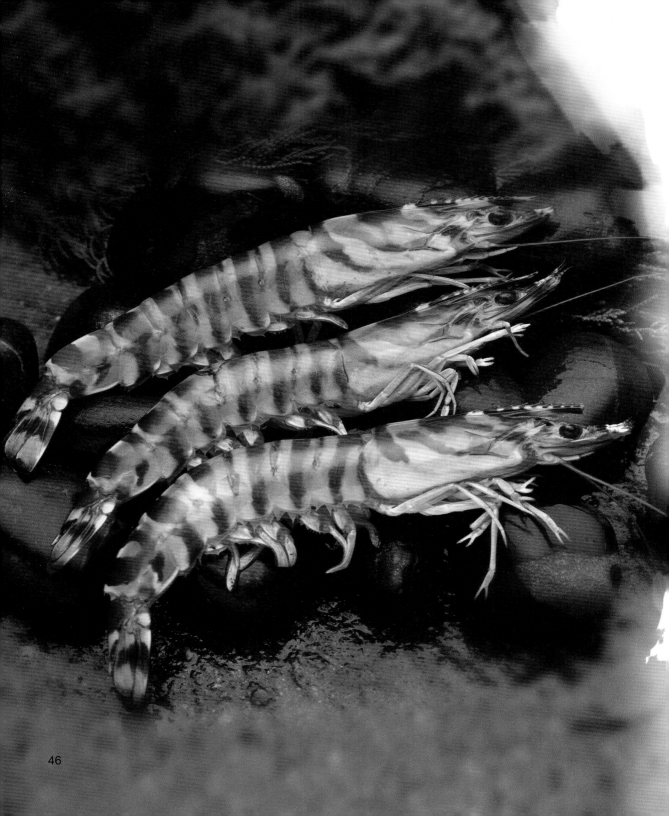

对虾

　　它们种类繁多，形态各异，分布广泛。有的居住于热带温暖海水中；有的穿梭于寒冷的极地冰层下。有的体形壮硕，甲壳坚硬厚实；有的身姿娇小，似"弱不禁风"。有的通体莹润似玉；有的身披环形花纹，如荡开的层层涟漪。它们在海中或是挥舞长须，英姿飒爽；或是摆动娇躯，悠然自得。它们便是数量庞大的海水虾。

　　虾类属于甲壳亚门十足目。我国市场上常见的海水虾主要有凡纳滨对虾、中国明对虾、斑节对虾、日本囊对虾、脊尾白虾、鹰爪虾、龙虾等。其中，中国明对虾、斑节对虾和凡纳滨对虾，被列为世界三大养殖虾类。

　　中国明对虾也被称为中国对虾、明虾、东方对虾，分布于渤海和黄海。中国明对虾肉质紧实滑嫩，细腻且富有弹性。

　　中国明对虾是我国沿海的主要养殖虾类之一。为了提高中国明对虾的抗病能力和生产性状，中国水产科学研究院黄海水产研究所不断对其进行人工选育，成功培育出了"黄海1号""黄海2号""黄海3号"新品种。

　　斑节对虾，又称鬼虾、草虾、花虾、竹节虾、斑节虾、牛形对虾、大虎虾，广泛分布于印度洋和西太平洋。斑节对虾具有广盐性，耐高温、耐低氧、耐干露，但对低温的适应力较弱。斑节对虾通体呈墨绿色，有深棕色和土黄色环状色带相间分布。

　　凡纳滨对虾，又称南美白对虾、白脚虾、白对虾、凡纳对虾，原产于中、南美洲太平洋沿岸的温暖水域，于1988年由中国科学院海洋研究所从美国夏威夷引进我国。1992年，凡纳滨对虾的人工繁殖在我国取得了初步的成功。凡纳滨对虾生长快，适应性强，抗病力强，耐高密度养殖，是当今全世界养殖产量最高的虾类。

海鲜食用宝典
GUIDEBOOK TO THE RELISH OF SEAFOOD

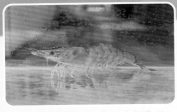
▲ 中国明对虾

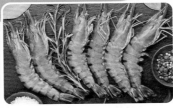
▲ 斑节对虾

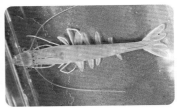
▲ 凡纳滨对虾

每100克对虾可食部分主要营养成分			
	中国明对虾	斑节对虾	凡纳滨对虾
能量	351千焦	431千焦	—
蛋白质	18.3克	18.6克	18.71克
脂肪	0.5克	0.8克	1.07克
碳水化合物	1.6克	5.4克	—
胆固醇	183毫克	148毫克	—
胡萝卜素	420微克	400微克	—
视黄醇	17微克	15微克	—
硫胺素	0.02毫克	—	—
核黄素	0.11毫克	—	—
烟酸	0.9毫克	2.4毫克	—
维生素E	3.92毫克	1.64毫克	1.79毫克
维生素D	—	—	198.32毫克
维生素B6	—	—	5.24毫克
钙	35毫克	59毫克	—
磷	253毫克	275毫克	2 596.44毫克
钾	217毫克	363毫克	2 913.24毫克
钠	133.6毫克	168.8毫克	1 643.72毫克
镁	37毫克	63毫克	648.21毫克
铁	1.0毫克	2.0毫克	3.14毫克
锌	1.14毫克	1.78毫克	6.46毫克
硒	29.10微克	28.39微克	—

注：参考杨月欣，王光正，潘兴昌．中国食物成分表 [M]．2版．北京：北京大学医学出版社，2009

凡纳滨对虾与中国明对虾和斑节对虾相比，粗蛋白含量最高。

中国明对虾、凡纳滨对虾和斑节对虾肌肉中均至少含有 17 种氨基酸，包括 7 种必需氨基酸。凡纳滨对虾中必需氨基酸和呈味氨基酸（丙氨酸、谷氨酸、天冬氨酸和甘氨酸）的含量均高于中国明对虾和斑节对虾。

中国明对虾、凡纳滨对虾和斑节对虾肌肉中均至少含有 20 种脂肪酸，不饱和脂肪酸的含量均高于饱和脂肪酸的含量。3 种对虾中，含量最高的饱和脂肪酸均为棕榈酸，含量最高的单不饱和脂肪酸均为油酸。3 种对虾中 DHA 和 EPA 总量均较高。

对虾中，钾、磷、钠、镁、钙等含量高。对虾微量元素中，锌和铁含量最高；硒的含量也较高。镁能够减少血液中胆固醇含量，扩张冠状动脉，防止动脉硬化。此外，对虾的通乳作用较强，对孕妇尤有补益功效。

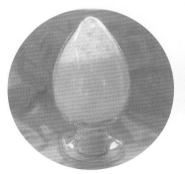
▲ 壳聚糖

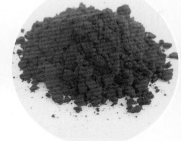
▲ 虾青素粉末

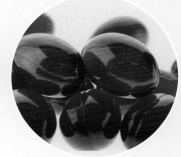
▲ 虾青素胶囊

活性物质

　　壳聚糖是甲壳动物和昆虫的外骨骼中最引人注目的一类多糖，是由甲壳素脱乙酰基产生的。它是自然存在的唯一一种带正电荷的多糖，具有极佳的生物相容性和生物降解性。因此，壳聚糖被广泛应用于生物医药领域，作为酶的固定介质、药物的控缓释剂，制备人工生物膜、手术缝合线、人造皮肤等。壳寡糖是由壳聚糖经过降解得到的产物，多指聚合度为 2～20 的寡糖，由于其正电荷的效应，可以聚集在癌细胞附近，有效起到靶向的作用，具有一定的抗癌效果。壳聚糖及其衍生物能增强机体免疫力，提高吞噬细胞的吞噬能力，增强抗病毒和抗肿瘤的能力。同时壳聚糖及其衍生物是功能性食品较为理想的原料，具有减肥、降血压和延缓衰老等作用。

　　甲壳动物中另外一种特征活性物质是虾青素。在人体内，虾青素具有保护视网膜和中枢神经系统、预防心血管疾病、增强机体免疫力等功能。虾青素分子结构中的共轭双键和 α-酮羟基极易与自由基反应并将其清除，具有极强的抗氧化性能。免疫学研究表明，虾青素具有很高的免疫调节活性，可以增强 T 细胞的功能，增加嗜中性白细胞的数目，并能够促进人体免疫球蛋白的产生，从而增强机体细胞免疫和体液免疫，提高机体抗肿瘤免疫应答的功能；并可以作为光保护剂，防止由光辐射引起的皮肤衰老和皮肤癌。

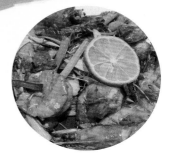

▲ 柠檬虾

美食体验

对虾一直是高档宴席的必备佳品，老少皆宜。据说，对虾的做法有 200 多种，常见的有"清蒸大虾""白菜炖虾""茄汁对虾""盐水大虾""油焖虾""油炸对虾""奶油烤虾""香辣虾"等。有些人喜欢白灼，以品尝虾肉的原汁原味；也有人喜欢爆炒、油炸，浓郁的油香配以虾肉的鲜嫩，强烈刺激着味蕾。

香炒蔬菜大虾是一道家常菜品。将对虾剥皮、去虾头和虾线，只留虾肉待炒。在平底锅中加入一汤匙黄油和一汤匙橄榄油，中火加热，用蒜末爆香后，放入虾肉煸炒 3 分钟，肉色由青白转红后便可捞出。再在锅中加入一勺橄榄油，中火加热，取西葫芦切片入油煸炒，再加入玉米粒焖煮片刻，最后加入番茄、盐、胡椒，翻炒之后再倒入虾加热数十秒，即可关火装盘。此菜色彩明艳，鲜嫩清香而且营养均衡。

柠檬香辣虾是一道风味独特的菜品。将适量麻油、蜂蜜、辣椒酱放入碗中，再挤进适量柠檬汁，最后放入盐与胡椒。将所有调料搅拌均匀，把剥好的虾放入其中翻滚，再用竹签将虾肉串好，放进烤箱中烤熟即可。鲜嫩的大虾，配以酸、甜、辣等多种滋味，口感更显丰富。

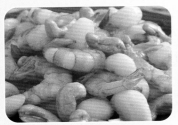

▲ 腰果虾仁

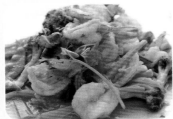

▲ 炒虾仁

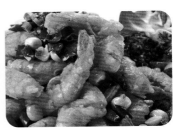

▲ 香辣虾

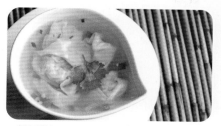

▲ 鲜虾馄饨

　　鲜虾馄饨是我国家喻户晓的小吃。将虾肉、猪肉，再配以葱、姜、香菜，混合剁碎，放入大碗中，倒入酱油、香油、盐调味，也可加入些许蛋清，拌匀，包入准备好的馄饨皮中。烧一锅开水，放入馄饨，煮三四分钟，再将备好的绿叶蔬菜放入锅中烫熟，捞出撒上葱花、香菜点缀。氤氲的蒸汽中，夹一个热腾腾的馄饨，咬入口中，鲜香瞬间盈满口腔。

如何挑选对虾？

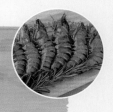

　　买对虾的时候，要挑选体表洁净、虾体完整、头部和身体连接紧密、肌肉紧实且有弹性的个体。肉质疏松、颜色泛红、闻之有腥臭味的，则是不够新鲜的虾。

我们为什么吃不到对虾子？

　　我们在吃对虾的时候从没吃到过对虾子，是因为我们吃的都是雄虾吗？其实并非这样，我们所熟悉的虾大都属于十足目，十足目中又分为腹胚亚目和枝鳃亚目。腹胚亚目的动物，雌性会将受精卵附于腹足上。所有的蟹及大多数虾都属于腹胚亚目。但是，对虾属于枝鳃亚目，拥有枝条状的鳃部，没有育卵行为。自然条件下，对虾通常在河口附近的浅海交尾产卵，雄虾将精荚植入雌虾的纳精囊内，雌虾将受精卵直接产于海水中，因而我们吃不到带有虾子的对虾。

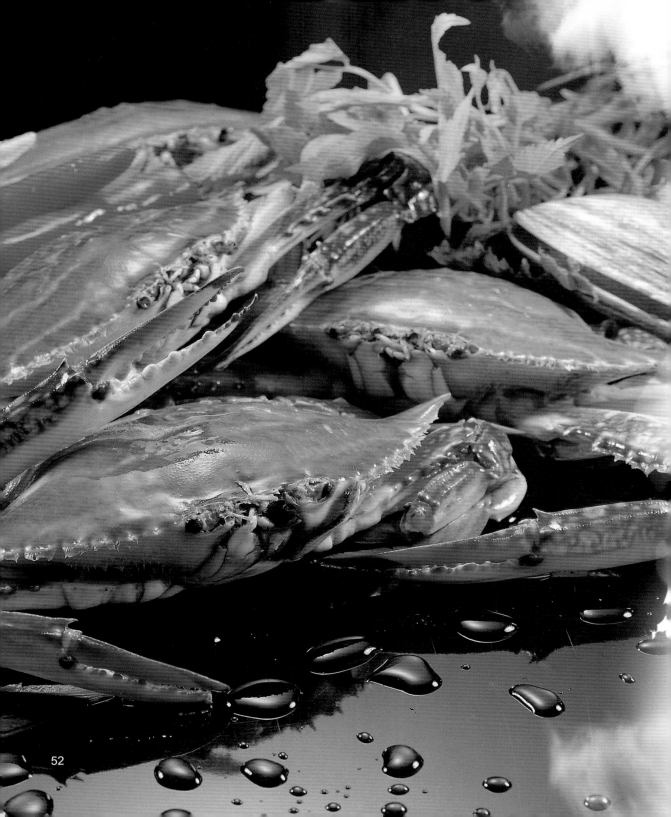

三疣梭子蟹

它们铠甲护身，一双发达的长螯威猛有力，在沙滩上威风凛凛地横行；它们可以畅游海洋，一对游泳足如桨似楫。它们，是三疣梭子蟹。

然而，真正吸引人们的并不是它们霸气的外形，而是"铠甲"下的鲜肉软膏。古往今来，多少文人墨客赞美它们的美味。唐代大诗人白居易有言"陆珍熊掌烂，海味蟹螯成"，将海蟹螯足与熊掌相提并论。

三疣梭子蟹，俗称梭子蟹，属于十足目梭子蟹科，是我国沿海的重要经济蟹类。梭子蟹一般在水深 3～5 米的浅海繁殖，冬天移到水深 10～30 米的海底泥沙中穴居越冬；喜欢摄食小贝、小鱼、小虾和鲜嫩的海藻等。

每100克三疣梭子蟹不同部位蟹肉主要营养成分			
	腹部	大螯	附肢
蛋白质	17.25克	17.24克	15.81克
脂肪	0.83克	0.62克	0.86克
碳水化合物	0.17克	0.14克	0.10克
钠	339.7毫克	707.02毫克	432.88毫克
钾	242.64毫克	220.48毫克	245.37毫克
钙	148.50毫克	144.92毫克	106.61毫克
镁	66.96毫克	92.11毫克	60.65毫克
锌	33.80毫克	26.71毫克	34.93毫克
铜	12.4毫克	18.2毫克	12.46毫克
铁	8.90毫克	6.90毫克	8.14毫克
锰	0.98毫克	0.76毫克	0.81毫克
硒	0.36毫克	0.45毫克	0.38毫克
钴	0.02毫克	0.02毫克	0.02毫克
铬	0.38毫克	0.57毫克	0.32毫克
水分	78.54克	78.80克	78.57克
灰分	2.25克	2.79克	2.50克

注：参考汪倩，吴旭干，楼宝，等．三疣梭子蟹不同部位肌肉主要营养成分分析［J］．营养学报，2013，35(3)：310-312

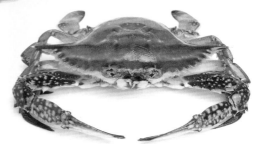

▲ 三疣梭子蟹

　　三疣梭子蟹肉质细嫩，口感清甜，营养丰富。科学家对三疣梭子蟹不同部位的基本营养成分进行测定，发现蟹肉中蛋白质含量最高，雄性生殖腺次之，雌性生殖腺中蛋白质含量最低；而三者粗脂肪含量顺序正好相反。

　　蟹肉中含有 20 种氨基酸。必需氨基酸中，以亮氨酸和赖氨酸含量较高。非必需氨基酸中，谷氨酸含量最高，其次为精氨酸和天冬氨酸。

　　三疣梭子蟹肌肉中主要的脂类为磷脂，甘油三酯含量最低。

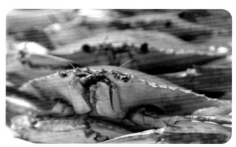

▲ 清蒸梭子蟹

　　三疣梭子蟹可食部分还含有丰富的不饱和脂肪酸。其中，雌性生殖腺的不饱和脂肪酸含量较高，雄性生殖腺次之，蟹肉最少。

　　三疣梭子蟹可食部分中钙、镁、锌的含量均高于皱纹盘鲍；肌肉中钙和镁的含量高于生殖腺，而雌性生殖腺中锌、铁的含量高于肌肉和雄性生殖腺。

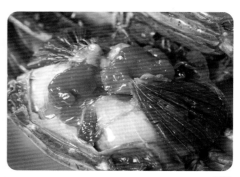

▲ 蟹黄

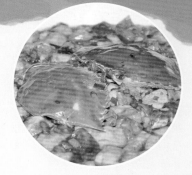

▲ 梭子蟹焖豆腐

美食体验

　　三疣梭子蟹到了繁殖期，蟹膏、蟹黄肥满、鲜美，蟹肉细腻、清甜，实在美味。

　　三疣梭子蟹烹饪方法一般是清蒸，将其肉蘸以姜醋汁，别有风味。渔民常挑选肥满的活蟹，将蟹黄剔入碗中，使之经历风吹日晒，制成"蟹黄饼"，风味特佳。宁波美食红膏炝蟹，是将膏肥肉腴的鲜蟹用盐、酒腌制而成的。红膏炝蟹腌渍得宜，蟹膏色艳味香、入口即化，蟹肉细腻柔软、咸鲜可口。鲜美的三疣梭子蟹，非常适合与吸味的食材搭配。比如梭子蟹炒年糕，蟹肉与年糕一起送入口中，软、糯、鲜、香，真是一种享受。除此之外，三疣梭子蟹还可晒成蟹米、研磨蟹酱、制成罐头等。

海蟹
为什么比淡水蟹更为鲜甜？

　　为了适应咸水环境，海蟹细胞内会储备更多的游离氨基酸和胺类化合物来平衡海水的高渗透压，而其中的鲜味氨基酸，如谷氨酸、天冬氨酸、甘氨酸、精氨酸，使得蟹肉天生具有浓郁鲜味。所以海蟹通常要比淡水蟹更加鲜甜。

红膏炝蟹 ▶

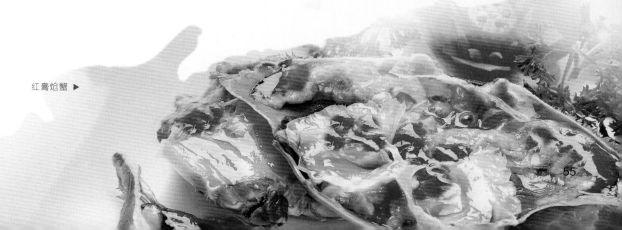

55

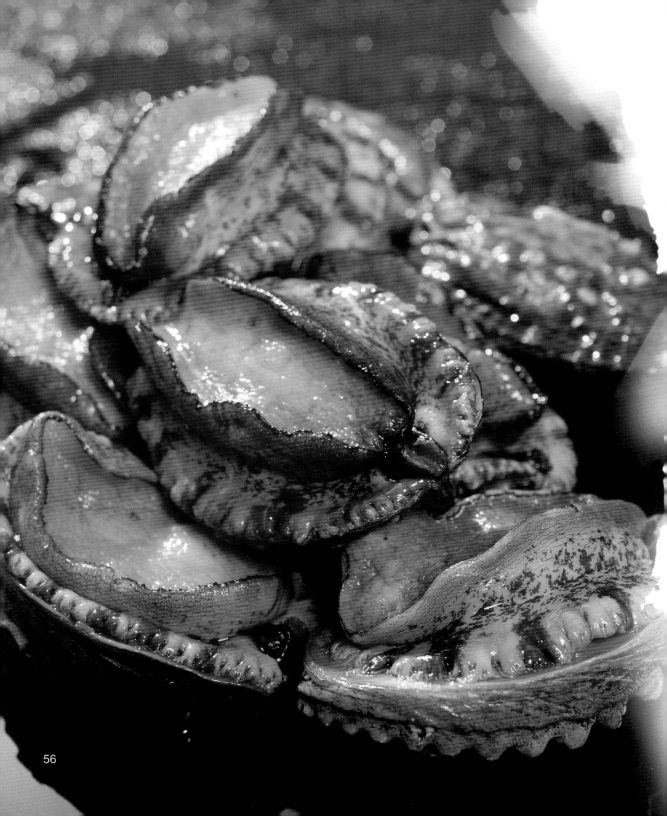

鲍鱼

它们，有着厚厚的贝壳，像一只只耳朵，静静聆听着潮起潮落；它们，牢牢吸附于岩石上，任凭狂风巨浪，我自岿然不动。它们是鲍鱼。

四大海味"鲍、参、翅、肚"中，鲍鱼居首，其别名又叫"九孔螺""海耳"。我们所谓的"鲍鱼"，在古代被称为"鳆鱼"或"盾鱼"。欧洲人喜食鲍鱼，誉其为"餐桌上的软黄金"。在我国，清朝宫廷中还有所谓的"全鲍宴"。

每100克鲍鱼肉主要营养成分		
	皱纹盘鲍	杂色鲍
粗蛋白	16.87克	16.19克
粗脂肪	0.35克	0.33克
锰	3.6毫克	3.56毫克
钴	0.238毫克	0.244毫克
铜	14.353毫克	12.949毫克
锌	31.811毫克	29.397毫克
硒	0.243毫克	0.240毫克
锶	5.328毫克	7.549毫克
钼	0.170毫克	0.191毫克
锡	0.484毫克	0.444毫克
钡	0.440毫克	0.479毫克
铬	0.841毫克	0.787毫克
水分	72.91克	75.98克
粗灰分	1.98克	1.74克

注：参考郭远明，张小军，严忠雍，等. 皱纹盘鲍和杂色鲍肌肉主要营养成分的比较 [J]. 营养学报，2014, 36(4)：403-405

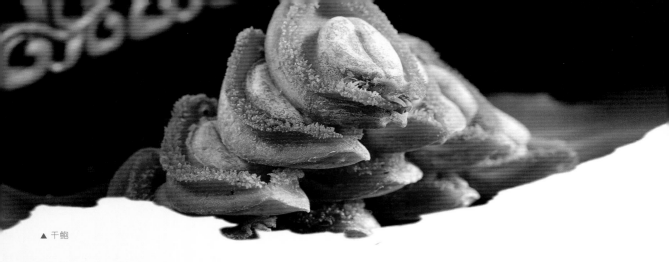

▲ 干鲍

　　鲍鱼肉鲜而不腻，是名贵的滋补珍品。鲍鱼肉蛋白质含量丰富，胶原蛋白占很大比例，而脂肪和胆固醇含量较低。鲍鱼中氨基酸种类齐全，各种氨基酸的比例也很合理。其中，精氨酸、丙氨酸、谷氨酸、天冬氨酸含量较高。

　　鲍鱼肉中铁、钙、镁、锌等含量均较高，且含有硒、锗等微量元素。硒可以增强人体的免疫力，具有一定的抗癌功效。锗对恶性肿瘤有一定的辅助治疗作用，对高血压、糖尿病和高血脂也有疗效。

　　另外，鲍鱼中脂肪酸种类也较丰富，且不饱和脂肪酸含量大于饱和脂肪酸含量。不饱和脂肪酸中，油酸、二十碳四烯酸、亚油酸、棕榈油酸含量都较高。油酸可以降低人体血液中胆固醇浓度；而亚油酸有着预防动脉粥样硬化等疾病的作用。鲍鱼中还含有 EPA、DHA 等多不饱和脂肪酸，在促进人体神经细胞生长发育、调节机体免疫功能方面都有作用。

活性物质

　　《名医别录》《胜金方》《本草纲目》等古代药学典籍记载鲍鱼有治疗"目障翳痛""小便五淋""肝虚目翳"的功效，"久服，益精轻身"。

　　鲍鱼的药用价值也为现代医学所认可。相关研究表明，鲍鱼体内存在具有免疫调节、抗肿瘤、抗应激

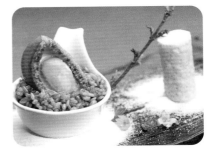

▲ 鲍鱼饭

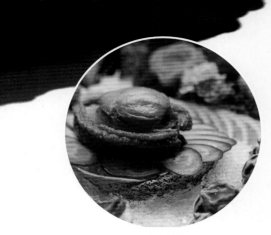

▲ 鲍鱼菜品

等功能的活性成分，主要是多糖类物质。有研究表明，从皱纹盘鲍中提取的鲍鱼多糖可以明显增加荷瘤小鼠巨噬细胞的吞噬能力，抑制移植性肉瘤的生长；还可以提高环磷酰胺对小鼠移植性肿瘤的抑瘤率，拮抗环磷酰胺所致荷瘤小鼠的白细胞减少、胸腺萎缩等毒副作用。另有研究显示，鲍鱼多糖能诱导肿瘤细胞凋亡。此外，鲍鱼多糖还被证明有良好的清除自由基的能力。

美食体验

　　鲍鱼被列为海味珍品之冠，在我国历代菜肴中占有"唯我独尊"的地位。过去能够尝到鲍鱼这一美味的非官则富，而今鲍鱼走上了普通百姓的餐桌。

　　古人很早就发现了鲍鱼的美食价值。《汉书·王莽传》中就有王莽"啖鳆鱼"的记载。西晋陆云在《与车茂安书》中写道："脍鲻鳆，炙鳖鲵，烹石首，臛鲨蜇，真东海之俊味，肴膳之至妙也。"

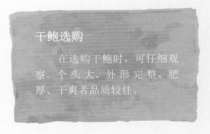

干鲍选购

　　在选购干鲍时，可仔细观察。个头大、外形完整、肥厚、干爽者品质较佳。

　　我国古代流传的多是干鲍烹调方式。新鲜鲍鱼经过去壳、腌渍、水煮、出晒等多道工序，收起柔嫩的质感，变得坚硬紧实，成为干鲍。干鲍适合整粒以砂锅慢煨的方式来烹调。经历时光打磨的干鲍经汤水与热量重新激发出甘美的味道，仿佛历经了又一个轮回，充溢着别样的醇美。

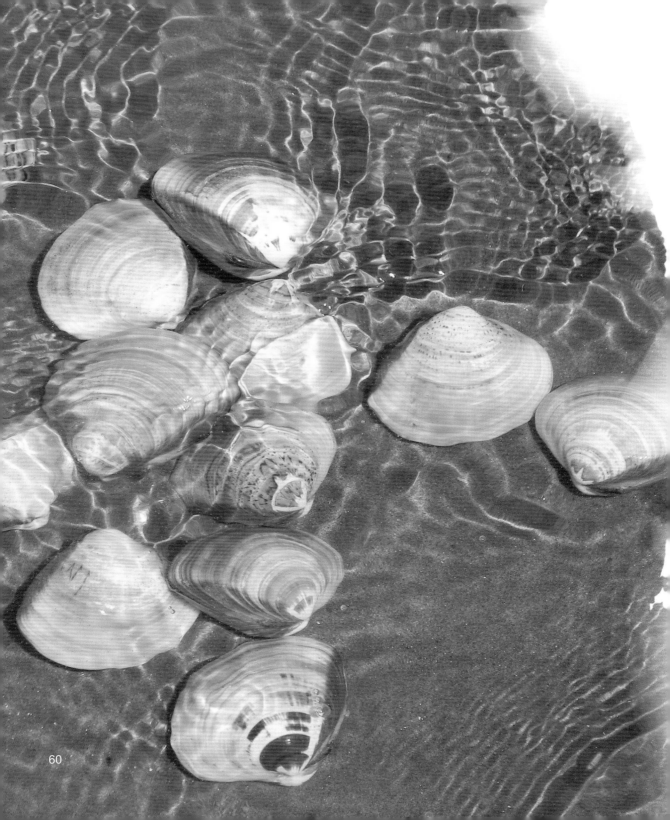

文蛤

　　近海沙滩中，它们时不时吐出一两口清泉，安然自若。它们仿佛涂着釉彩的花壳光洁、斑斓，像一件件艺术品，点缀着金色的沙滩。它们是文蛤。

　　文蛤属于真瓣鳃目帘蛤科文蛤属，一般生活在河口附近的潮间带以及浅海的细沙或泥沙滩中。在我国沿海，南至广西，北至辽宁，均有文蛤分布。文蛤是我国重要的食用贝类之一。相传清朝乾隆皇帝曾御封其为"天下第一鲜"。

每100克文蛤可食部分主要营养成分	
粗蛋白	15.54克
粗脂肪	1.07克
总糖	4.14克
水分	76.39克
灰分	2.86克

注：参考李晓英，董志国，阎斌伦，等. 青蛤与文蛤的营养成分分析与评价 [J]. 食品科学，2010，31(23)：366-370

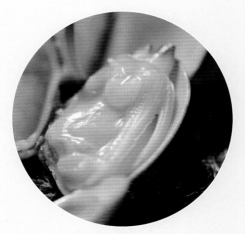

▲ 文蛤

文蛤体内水分含量高，约80％；蛋白含量高，脂肪含量低；总糖含量较高，约为5％。

文蛤至少含有 18 种氨基酸，必需氨基酸种类齐全。虽然其氨基酸总量低于西施舌、栉孔扇贝和鸡蛋，但是必需氨基酸占总氨基酸的比例较高，为45％左右，且配比合理。文蛤富含谷氨酸、天冬氨酸、丙氨酸、甘氨酸等呈甜味和鲜味的氨基酸，这也是其被誉为"天下第一鲜"的原因。此外，文蛤中亮氨酸、赖氨酸和精氨酸的含量也较高。值得一提的是，文蛤中牛磺酸含量较高。牛磺酸具有促进大脑发育、提高视觉机能、改善心血管机能和内分泌状态、增强人体免疫力等功能。

文蛤中还含有丰富的脂肪酸，以及易被人体吸收的维生素和钙、钾、镁、磷、铁等。

保健功能

鲜美的文蛤具有很高的药用价值。《本草纲目》记载，它"能止烦渴，利小便，化痰软坚"。

有很多报道表明文蛤提取物具有降糖、降血脂、抗突变和抗肿瘤等功效。国外研究者从文蛤中提取到一种叫蛤素（mercenene）的多肽类生物活性物质。蛤素对某些癌细胞有着较强的抑制及杀伤作用，且小鼠实验显示其并无毒害作用。国内研究者也从文蛤中提取了多种多肽、多糖，且这些成分被证明具有抗肿瘤和增强免疫力的功效。

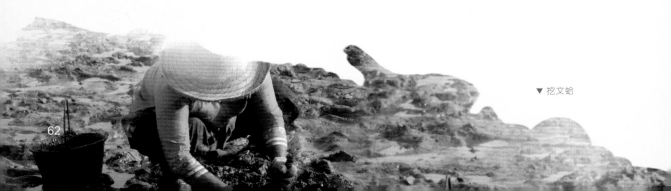

▼ 挖文蛤

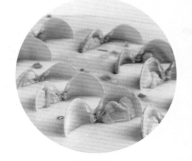

▲ 文蛤蒸蛋

美食体验

文蛤可做菜肴主料，以旺火爆炒，鲜而不腻，让人百食不厌；也可做配料，增香提鲜，余味无穷。

文蛤蒸蛋是一种既营养又美味的家常菜品，鸡蛋嫩滑，蛤肉弹牙，非常适合儿童食用。蒸煮前先将文蛤放入清水中浸泡，使其吐净沙砾。将鸡蛋打入碗中，蛋液随着筷子的律动被搅得均匀；然后，在浓稠的蛋液中加入高汤、料酒、盐并调匀；之后，便可放入文蛤一起蒸煮了。蛋液在高温中慢慢凝固。文蛤在氤氲的蒸汽中开壳，继而又被蛋羹紧紧裹住。出锅后，撒上葱花，提味增色。食几颗蛤肉，品几勺蛋羹，让人回味无穷。

文蛤还有其他制作方法。例如，可以将文蛤肉剁成泥，调入面粉、鸡蛋、葱、姜等，煎成文蛤饼，鲜嫩香酥，美味可口。也可将文蛤与冬瓜搭配，制成文蛤冬瓜汤，汤水清澈悦目，滋味清爽鲜香。

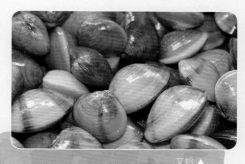

文蛤 ▲

如何挑选文蛤？

文蛤一定要选活的。触碰文蛤外壳，能立刻紧闭外壳的是活的；不会闭壳的，是死蛤。闭壳的活文蛤，双壳不易被掰开；闭壳的死文蛤，双壳很容易被掰开。另外，文蛤宜选择壳光滑、有光泽的。

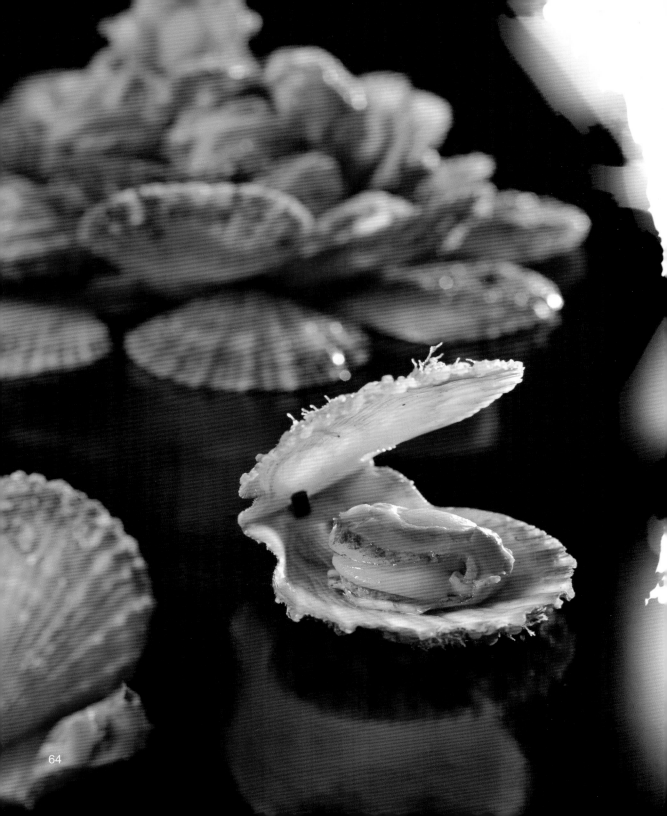

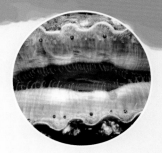

▲ 扇贝

扇贝

　　它们是优雅而神秘的"海洋公主"，居住在幽静的蓝色世界。它们漂亮的扇状壳，如孔雀开屏，翩翩而舞；又如投石入水，涟漪层层。它们是扇贝。

　　扇贝属于双壳纲珍珠贝目扇贝科，有400余种，我国沿海有约50种。栉孔扇贝、海湾扇贝和虾夷扇贝是我国目前人工养殖产量最高的种类，其中栉孔扇贝是我国海域自然分布的物种。扇贝壳，色彩鲜艳，纹理美观，常用来制作贝雕，加工成工艺品。扇贝薄薄的裙边样结构，叫外套膜。壳内圆柱状洁白似雪的肌肉，叫闭壳肌，又称扇贝柱，掌管着贝壳的开合。

每100克扇贝可食部分主要营养成分		
	海湾扇贝	栉孔扇贝
粗蛋白	12.70克	10.60克
粗脂肪	2.21克	3.73克
钾	598.05毫克	544.3毫克
钠	1 788.23毫克	610.3毫克
镁	171.58毫克	284.3毫克
钙	705.27毫克	19.2毫克
铁	38.92毫克	42.41毫克
磷	699.13毫克	341.2毫克
锰	3.89毫克	7.26毫克
锌	57.07毫克	20.51毫克
硒	0.12毫克	0.604毫克
水分	81.27克	82.04克
粗灰分	1.45克	1.20克

注：表中矿物质以干重计，其余以湿重计。参考李伟青，王颉，孙剑锋，等．海湾扇贝营养成分分析及评价［J］．营养学报，2011，33(6)：630-632

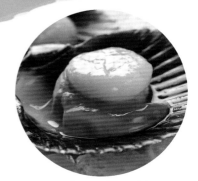

▲ 扇贝柱和扇贝生殖腺

扇贝是我国重要的养殖贝类，具有很高的营养价值，深受大众喜爱。

扇贝闭壳肌中蛋白质含量比鸡肉、牛肉和鲜虾中都高。

有研究者曾比较过栉孔扇贝、虾夷扇贝和海湾扇贝全贝干品蛋白质的含量，发现栉孔扇贝蛋白质含量最高，虾夷扇贝和海湾扇贝中蛋白含量稍低，但也接近 60%。

扇贝中含有 20 种氨基酸。有研究显示栉孔扇贝、虾夷扇贝和海湾扇贝中均为甘氨酸和谷氨酸含量较高。

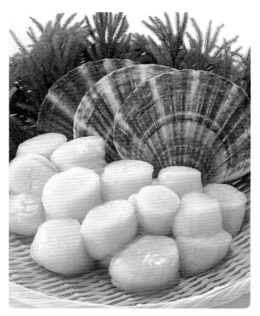

扇贝中，不饱和脂肪酸含量高于饱和脂肪酸含量，多不饱和脂肪酸含量高于单不饱和脂肪酸含量。闭壳肌中 DHA 和 EPA 的含量高于外套膜中的含量。

扇贝中，钙、磷、镁、锌、铁等含量也较高。

有人对扇贝生殖腺的营养成分进行专门研究。雌、雄生殖腺干品中蛋白质含量均在 70% 之上，且氨基酸种类较齐全，必需氨基酸含量高，配比合理。此外，生殖腺中含有一定量的 DHA 和 EPA。更有研究表明，扇贝生殖腺中钙和钾的含量比匙吻鲟鱼肉及其软骨中的含量都要高，是人体补充钙和钾的极佳来源。

▲ 扇贝闭壳肌

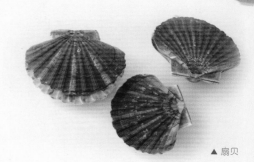

▲ 扇贝

活性物质

　　扇贝中含有大量的具有药用价值的活性物质，成为现代医学研究关注的重点。扇贝中的某些多糖类物质，能够激活巨噬细胞活性，具有较强的抗肿瘤功能。其含有的某些多肽，能够增强免疫细胞的活性，使得外周血 T 淋巴细胞增多，增强机体免疫力。扇贝中某些多肽还可以增加细胞内钙离子的浓度，提高细胞过氧化氢酶、超氧化物歧化酶、谷胱甘肽的活性，具有抗氧化作用，能够减轻紫外线照射对细胞的破坏。

美食体验

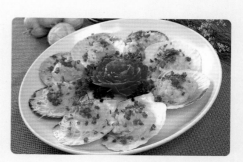

▲ 蒜蓉粉丝蒸扇贝

　　扇贝发达的闭壳肌是其运动的推进器，也是扇贝最好吃的部位。扇贝闭壳肌制成的干品被称为"干贝"，扇贝闭壳肌中蛋白质含量比鸡肉、牛肉和鲜虾中的都高，为"海八珍"之一。

　　扇贝可以生食，也适宜煎、蒸、焖、焗等多种做法。扇贝闭壳肌厚实，与鱼肉相比多了份嚼劲，别有一番滋味。在西餐中，将扇贝用黄油煎制或裹上面包粉油炸，搭配一杯让人回味的白葡萄酒，便是精致的开胃美食。在我国，蒜蓉粉丝蒸扇贝是广受喜爱的经典菜品。晶亮、绵软、清爽的粉丝，莹润、弹牙、鲜美的闭壳肌，炒成微黄、香味浓郁的蒜蓉，加上或鲜红或嫩绿的辣椒丁，整道菜给人视觉和味觉上的双重享受。

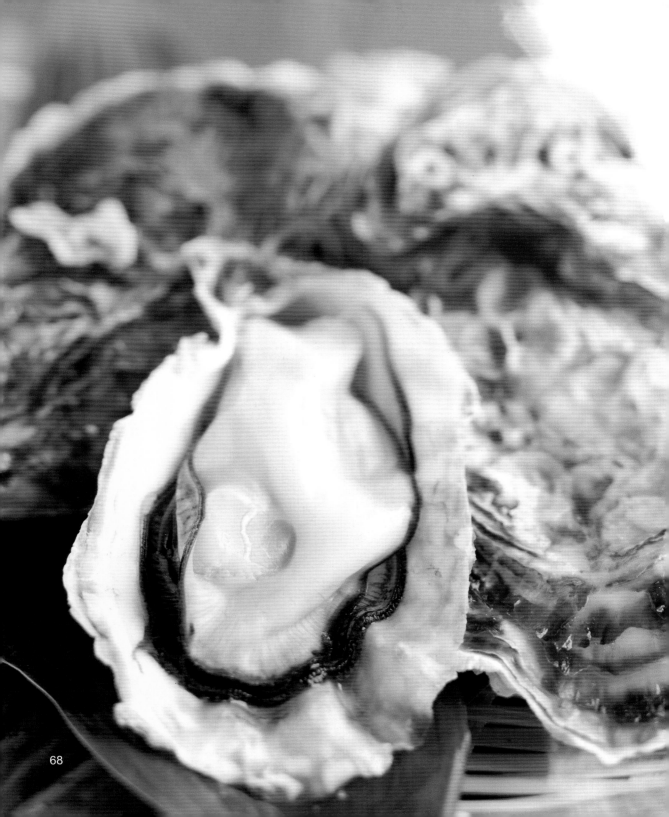

牡蛎

　　从法国巴黎的豪华餐厅到日本广岛海边的小摊，从美国的东海岸到我国的沿海一线，舌尖上、文字间，这只优雅的海洋生物开合隐现，让全世界的食客欲罢不能。因这岁月催不老的蓬勃食欲和旺盛生命力，实在令人难以抵挡。据说生牡蛎之美味，世界之最，滋味温和却有劲道，恬淡且耐人寻味。

　　　　　　——〔美〕费雪《写给牡蛎的情书》

　　牡蛎，双壳纲牡蛎目牡蛎科生物的统称，有"生蚝""海蛎子"等别名。目前已发现牡蛎 100 多种。我国沿海有牡蛎 20 多种，主要养殖种类有近江牡蛎、褶牡蛎、长牡蛎、大连湾牡蛎和密鳞牡蛎等。

每100克牡蛎肉主要营养成分	
蛋白质	7.284克
脂肪	2.487克
糖原	4.914克
牛磺酸	0.646克
水分	81.723克
灰分	2.343克

注：参考王丹，赵元晖，曾名湧，等 . 牡蛎营养成分的测定及水提工艺的研究 [J]. 食品科技，2011, 36(3): 209-212

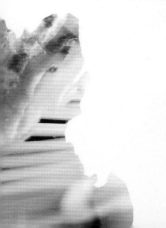

牡蛎肉呈乳白色,营养丰富,有"海底牛奶"的美誉。

牡蛎肉蛋白质和碳水化合物含量高,脂肪含量低。牡蛎中的碳水化合物主要为糖原。糖原是人体中重要的储能物质,是体力、脑力活动效率和持久性的保证,且糖原可以直接为组织吸收利用,有助于改善肝脏功能。

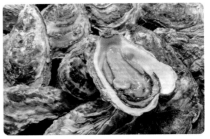

牡蛎肉中含有 20 种氨基酸,而且配比优于牛乳,其中以亮氨酸、精氨酸、瓜氨酸含量最高。牡蛎肉中还含有 β - 氨基丙酸、γ - 氨基丁酸、鸟氨酸等多种具有重要生理功能的不常见氨基酸。这些氨基酸有降低血液胆固醇浓度、预防动脉硬化的作用。此外,牡蛎肉中含有丰富的牛磺酸。

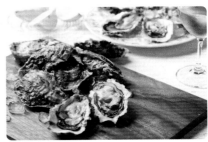

牡蛎肉中还含有大量的不饱和脂肪酸,其中 EPA 和 DHA 占脂肪酸总量的 20.4%。

▲ 牡蛎

牡蛎肉含有丰富的矿物质,如钙、镁、钾、钠、磷、锌、铁、硒、碘等,有着"微量元素的宝库"称号。硒在人体中有着参与 DNA 的合成和甲状腺激素的代谢、保护细胞膜免受氧化损伤等作用,而牡蛎中硒的含量较高。牡蛎含锌量居食物之首。锌对于神经细胞功能的发挥作用重大,有助于儿童的健康发育。

牡蛎肉含有维生素 A、B、C、D、E、K 和 β - 胡萝卜素,种类齐全,含量丰富。其中,牡蛎肉中维生素 B_{12} 含量高于一般食物,有利于贫血的防治。

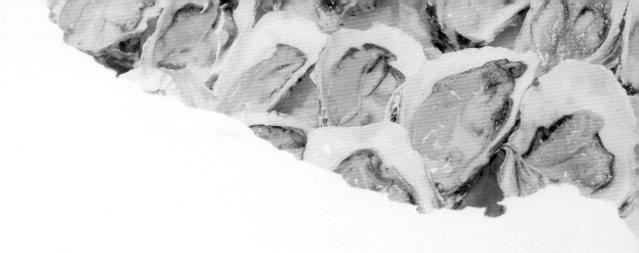

保健功能

　　人类对牡蛎保健功能的认识已逾千年，在我国汉代的《伤寒论》中就有记载。我国公布的第一批 68 种药食同源的生物就有牡蛎，牡蛎肉和牡蛎壳均有保健作用。

　　《图经本草》记载，牡蛎肉"炙食甚美，令人细肌肤、美颜色"。《本草纲目》认为牡蛎壳"化痰软坚，清热除湿，止心脾气痛、痢下、赤白浊，消疝瘕积块，瘿疾结核"。我国最早的药学专著《神农本草经》中也载："（牡蛎）主伤寒寒热，温疟洒洒，惊恚怒气，除拘缓鼠瘘，女子带下赤白，久服强骨节。"

　　牡蛎肉含有许多生物活性物质。有研究表明，从牡蛎中提取的多糖类物质能够增强小鼠的免疫机能；对人结肠癌细胞、人肺腺癌细胞等有抑制作用；并具有一定的抗氧化能力。从牡蛎肉中提取的多肽物质具有抑菌、抗氧化和抑制胃腺癌细胞增殖等作用。

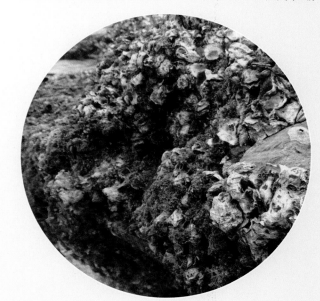

▲ 礁石上的牡蛎

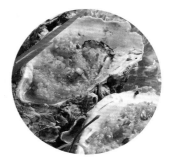

▲ 炭烤牡蛎

美食体验

欧洲人认为牡蛎最好的食用方式是生食，这样才能品尝到它真正的风味。撬开牡蛎壳，嘴唇抵住牡蛎壳边缘，舌尖触及牡蛎肉，轻轻吸吮，"嗖"的一下，柔软多汁的牡蛎肉滑进口腔，让人沉醉。生食牡蛎的美好在于丰富而有层次的口感，能品出前、中、后韵味的绵延。

生吃牡蛎面临着感染病原微生物和寄生虫的风险。如果你不知道牡蛎的来源，还是加热熟食为好。牡蛎的做法很多，蒸煮、烧烤、煎炸、炒蛋、煮汤皆可。牡蛎配以适当调料清蒸，操作简单，肉嫩味鲜。将牡蛎肉用少许黄酒略加腌制，然后裹上面糊油炸，之后蘸取醋等调料食用。酥黄的面皮包裹着鲜嫩的牡蛎肉，鲜香满口。吃火锅时也可以涮牡蛎，只要在沸汤中烫 1 分钟就可以吃了。火锅汤中夹出的牡蛎肉乳白嫩滑，宛若出水芙蓉。如果用牡蛎、姜丝煮汤，煮出的汤汁醇香四溢、鲜美可口。牡蛎肉嫩，烹调时要掌握好火候，蒸煮时间不宜过长，否则口感变差，营养价值也会降低。

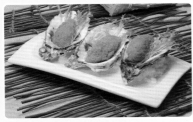

▲ 炸牡蛎

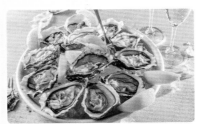

▲ 生食牡蛎

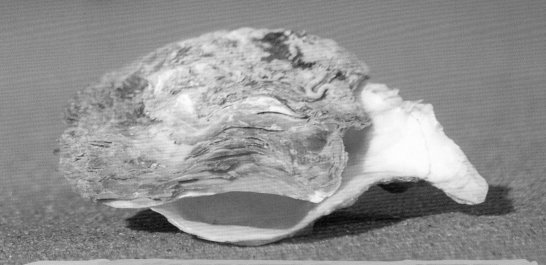

牡蛎壳的开发利用

牡蛎的钙质外壳形状多样，壳表面层纹状褶皱粗糙锐利。牡蛎壳组成以碳酸钙为主，还含有铜、铁、锌、锰等 20 多种微量元素。此外，还有占牡蛎壳质量 3% ～ 5% 的有机质。结合现代生物技术，牡蛎壳有着很好的开发利用价值。

制备活性离子钙：采用高温煅烧法或高温电解法从牡蛎壳中提取的活性钙可为生物体吸收利用，起到补充钙元素的作用。

作为药物载体：牡蛎壳经处理可产生多种不同功能的多孔结构，可将药物吸附其中，并有很好的缓释效果。

制备骨替代仿生材料：牡蛎壳的生成与人体内骨盐沉积高度相似，可开发成具有良好性能的骨生物材料植入人体。

制备土壤调理剂：牡蛎壳粉制成土壤调理剂，可以改善土壤物理结构，促进土壤微生物的繁殖，使土壤具有保水性、保肥性和透气性。

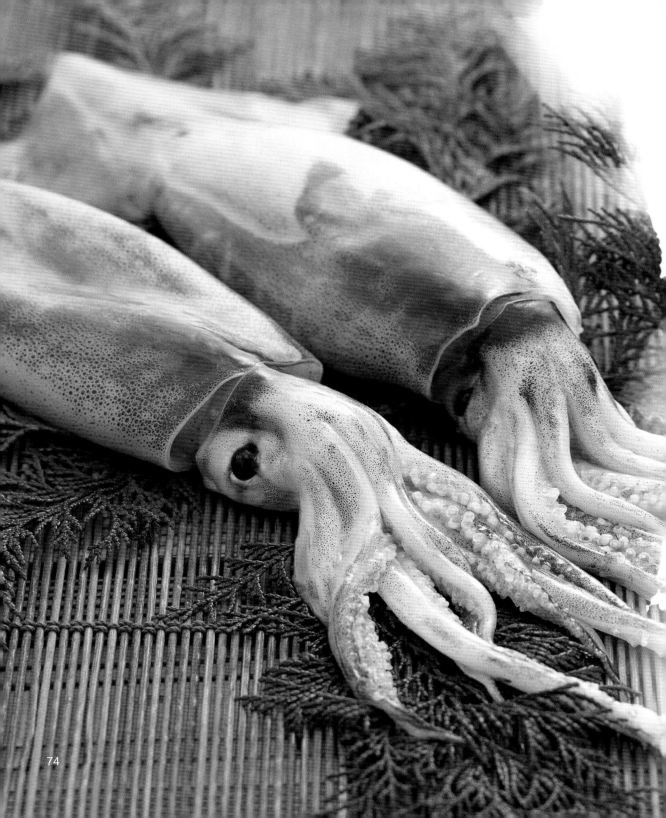

鱿鱼

它们身体柔软，腕足如花丝般绽放；它们躯干多为圆筒状，后端变细，宛若红缨枪的枪尖。它们是可生食亦可爆炒的优良食材，有着鲜美的滋味、弹牙的口感、丰富的营养。它们就是鱿鱼。

在分类学上，鱿鱼属于软体动物门头足纲枪形目。鱿鱼身体可分为足部、头部和胴部。头部两侧具有 1 对发达的眼，口周围的腕足一般有 10 条。

每100克鱿鱼胴体的主要营养成分		
	秘鲁鱿鱼	日本海鱿鱼
粗蛋白	17.27克	17.25克
粗脂肪	1.07克	1.20克
钙	1.64克	2.31克
磷	12.17克	12.68克
锌	0.90克	0.11克
铜	0.08克	0.07克
水分	79.35克	76.18克
灰分	1.34克	1.37克

注：参考杨宪时，王丽丽，李学英，等．秘鲁鱿鱼和日本海鱿鱼营养成分分析与评价 [J]．现代食品科技，2013，29(9)：2247-2293

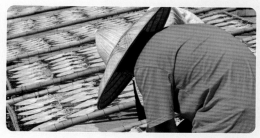

▲ 晒鱿鱼干

海鲜食用宝典

GUIDEBOOK TO THE RELISH OF SEAFOOD

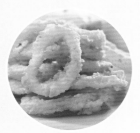
▲ 炸鱿鱼圈

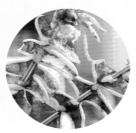
▲ 烤鱿鱼

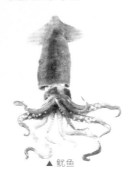
▲ 鱿鱼

鱿鱼个大，肉质和风味与鲍鱼相似，因此也被称为"穷人的鲍鱼"。鱿鱼可食用的部分占体重的80%以上。

鱿鱼的蛋白质含量高，每100克鲜鱿鱼中蛋白质的含量为16%～18%；而脂肪含量仅为一般肉类的4%左右，因此热量远远低于肉类食品。

鱿鱼至少含有18种氨基酸，天冬氨酸、丝氨酸、谷氨酸、脯氨酸、甘氨酸和丙氨酸等呈味氨基酸含量很高。鱿鱼还含有大量的牛磺酸。鱿鱼必需氨基酸占总氨基酸的比例不足40%，算不上优质的蛋白源，但仍具有开发价值。

鱿鱼脂质主要由磷脂组成，是细胞膜的主要成分，具有重要的生理功能。鱿鱼中还含有多种脂肪酸。研究称鱿鱼皮中以棕榈酸的含量最高。棕榈酸可分解人体内的氧自

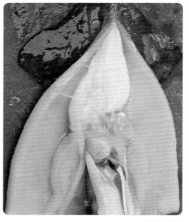
▲ 鱿鱼解剖

由基，促进细胞再生。鱿鱼皮的不饱和脂肪酸中，DHA含量最高，约占总不饱和脂肪酸的49%；其次是EPA，相对含量约为21%。

鱿鱼中含有钾、钙、钠、镁、磷、铁、锌、硒等。鱿鱼皮中钾、磷和钠元素含量相对较高。钾、钠是水产品中对呈味有较大影响的无机成分，这也使得鱿鱼鲜味浓郁。而钙、铁、锌在促进骨骼发育、维持神经兴奋性以及治疗贫血等方面起着重要作用。

鱿鱼还含有一定量的维生素。鱿鱼皮中，维生素E含量最高；维生素C的含量也很可观，达到38.32微克/克，这对胶原蛋白的合成以及治疗坏血病和贫血等方面有辅助功效。

另外，研究表明，鱿鱼的内脏也有较高的营养价值。每100克鱿鱼内脏中含脂肪21.15克，蛋白质21.24克，钙51.46毫克，铁609.07微克，磷95.88微克。此外，鱿鱼内脏消化液中还含有18种氨基酸，而鱿鱼内脏脂肪酸中DHA和EPA的含量分别约为15%的11%。鱿鱼内脏可作为肉食性鱼类的饵料，增重效果良好。

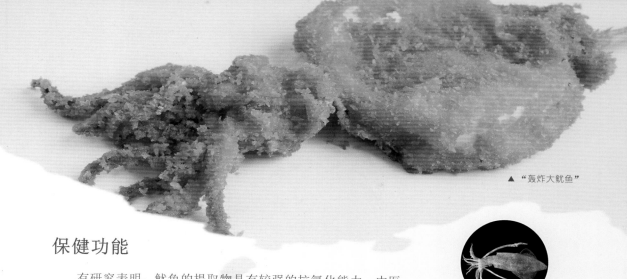

▲ "轰炸大鱿鱼"

保健功能

有研究表明，鱿鱼的提取物具有较强的抗氧化能力。中医认为，鱿鱼具有很好的滋补作用，特别是对腰肌劳损、风湿腰痛、产后体弱等有一定功效。

美食体验

鱿鱼是生活在滨海城市的人们熟悉的美味。那街头巷尾传来的孜然配合着炭烤的鱿鱼的香气引人驻足，唇齿大动。鱿鱼可生食，可煎炸，可爆炒，酱香鱿鱼丝、铁板鱿鱼、青椒鱿鱼丝……必有一款适合食客的口味！同时鱿鱼也可做成味道鲜美、有嚼劲的鱿鱼丝，甚至可以制作成罐头，成为人们喜爱的休闲食品。

当然，目前最火爆的鱿鱼小吃莫过于有滋有味的"轰炸大鱿鱼"了。"轰炸大鱿鱼"是一款现制休闲街头小吃，于2013年兴起于我国宝岛台湾。这道美食精选大鱿鱼，去除内脏，加入适量盐、料酒、胡椒粉等调料腌制，然后用刀在鱿鱼胴体上划出花型，再经过裹浆、上粉等加工工序，放入热油高温烹炸。炸好的鱿鱼还要用脱油设备进行脱油。这样做出的"轰炸大鱿鱼"外皮焦香酥脆，肉质弹牙，鲜香浓郁而无油腻之感。

炸鱿鱼的外刷酱料和外撒粉料堪称一绝，有"古早鱿鱼酱""酸辣鱿鱼酱"、椒盐、蜂蜜、芥末、孜然、咖喱、海苔等十几种，咸、甜、酸、蒜香、香辣、麻辣等风味各具，以满足不同消费者的口味要求，令人百吃不厌。

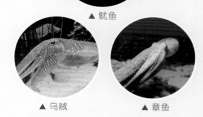

▲ 鱿鱼

▲ 乌贼　　▲ 章鱼

鱿鱼、乌贼、章鱼，傻傻分不清？

鱿鱼的胴部呈圆筒状，较为细长，末端呈红缨枪的枪尖样；一般有10条腕。乌贼的胴部呈袋状，有10条腕。而章鱼的胴部为球形，有8条腕。另外，我们常吃的"笔管鱼"，其实是鱿鱼中的一种。

如何选购鱿鱼？

优质鱿鱼躯体完整坚实，呈粉红色，有光泽；肉肥厚，半透明。劣质鱿鱼体形瘦小残缺；颜色赤黄色，略带黑色，无光泽。

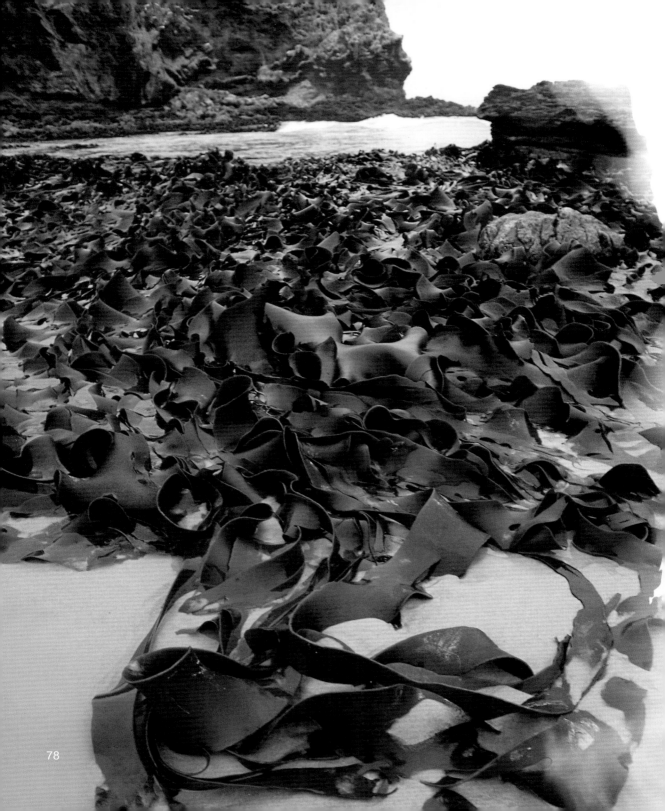

海带

海水中，一丛丛如绸带般的海藻随着潮水的涌动而摇曳起舞。它们的叶状藻体如丝绸般柔滑。它们紧紧固着在岩石上，任凭巨浪狂涛也折不断看似单薄的身躯。餐桌上，它们味道鲜美；医学研究中，它们也是焦点。它们便是海带。

我国不是海带的原产地。20 世纪初，海带从日本北海道和本州岛北部无意被带到我国大连附近的海域。以中国科学院海洋研究所曾呈奎院士等为代表的科技工作者先后攻克"夏苗培育""筏式养殖""施肥养殖""南移养殖"等技术难关，实现了海带北起辽宁、南至广东的大面积养殖。目前，我国的海带产量位居世界第一。

每100克干海带可食部分主要营养成分	
蛋白质	10.28克
脂肪	1.35克
总糖	59.7克
粗纤维	9.74克
硫胺素	0.01毫克
核黄素	0.10毫克
烟酸	0.8毫克
维生素E	0.85毫克
钙	348毫克
磷	52毫克
钾	761毫克
钠	327.4毫克
镁	129毫克
铁	4.7毫克
锌	0.65毫克
硒	5.84微克

注：参考杨月欣，王光亚，潘兴昌．中国食物成分表 [M].2 版．北京：北京大学医学出版社，2009；仇哲，孙跃春，吴海歌．酶解海带产物的营养成分分析 [J]．黑龙江八一农垦大学学报，2016，28(2)：60-63

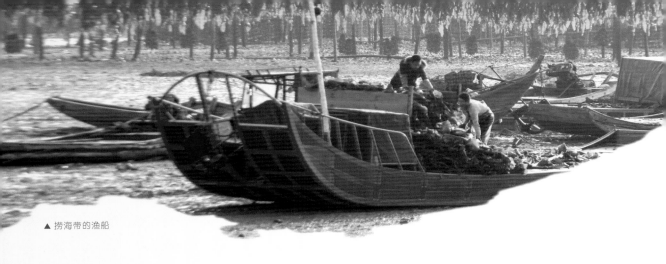

▲ 捞海带的渔船

海带，是一种大型海生褐藻，具有较高的营养价值和药用功效，有着"健康食品""长寿菜"的美誉。海带中，糖类约占 60%，氨基酸至少有 18 种。

海带中含有碘、钙、磷、铁、硒、镁等十几种矿物质和多种维生素，尤其含碘量在食物中较高，是补碘佳品。

保健功能

海带的生理功效多与其含有的海带多糖、碘和膳食纤维有关。其中海带多糖主要有 3 种，即褐藻胶、褐藻糖胶和海带淀粉。褐藻胶和褐藻糖胶是细胞壁的组分，海带淀粉存在于细胞质中。

海带中碘的含量高，且以可溶于水的碘化物的形式存在。经常食用海带可防治甲状腺肿。此外，碘是人体合成甲状腺素的原料，而甲状腺素为人脑发育所必需。婴幼儿若缺碘，其大脑和性器官便无法充分发育，导致身体矮小、智力迟钝，患所谓的"呆小症"。食用海带有助于婴幼儿的智力发育。

海带具有降血糖、降血脂、降血压的功效。

海带所富含的膳食纤维中，可溶性纤维所占的比例较高。膳食纤维不易被人体消化道酶系分解，可吸水膨胀，增加饱腹感，促进胆汁酸代谢，降低血中胆固醇，提高胰岛细胞外周敏感性从而降低血糖。研究表明，海带多糖能增加血清钙和胰岛素的量，明显降低四氧嘧啶所致糖尿

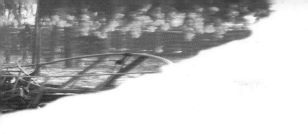

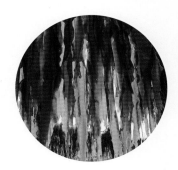

▲ 晒海带

病小鼠的血糖水平，提高糖耐量。另有观点认为，海带多糖可调节葡萄糖的吸收，达到降血糖功效。海带能在肠道中将食糜中的脂肪带出，而研究认为其组分褐藻胶、海带淀粉和褐藻糖胶都是重要的功能因子。我国民间流传有蒸食海带降血压的说法。海带中含有的褐藻酸钾能调节人体钠钾平衡，减少人体对钠的吸收，起到降血压的作用。

海带能够抗放射性物质和铅的危害。放射性锶进入人体后会损坏骨髓造血功能，影响骨髓生长，诱发骨癌和白血病。海带中的海藻酸钠能阻止放射性锶被消化道吸收，且有助于体内旧有的放射性锶的排出。此外，铅严重危害神经系统和造血系统，而褐藻酸钠还有排出体内的铅的作用。

海带也具有抗肿瘤的功效。海藻多糖的抗肿瘤作用与其能增加巨噬细胞数量，促进巨噬细胞的活性，抑制肿瘤细胞的生长、转移和增殖，促进癌细胞凋亡相关。

此外，海带还被证明具有免疫调节、抗疲劳、抗氧化、抗突变等多方面的药理作用。

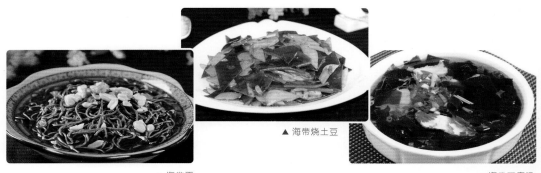

▲ 海带烧土豆

▲ 海带面

▲ 海带豆腐汤

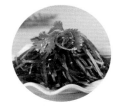

▲ 凉拌海带丝

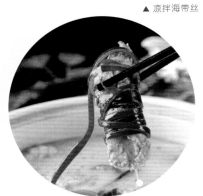

▲ 海带排骨汤

美食体验

说起海带，人们脑海中便立马浮现出各式各样色香味俱全的海带佳肴。

凉拌海带丝。将清洗后的滑溜溜的鲜海带切成细丝，加入香醋、蒜泥和辣椒丁搅拌。用筷子紧紧夹住海带丝送入口中，酸辣与甘鲜齐齐迸发，口感爽滑，让人倍觉醅畅，回味悠长。

海带排骨汤。将排骨洗净，与葱段、姜片一同放入锅中，旺火烧沸，撇去浮沫。干海带浸入清水泡发，切成丝或片，入锅旺火蒸煮，淋入香油、撒上精盐调味，经过精心烹饪，肉烂脱骨，海带滑软，汤鲜味美，让人品尝后神清气爽。

由于海带具较高的营养价值与较理想的保健功效，诸多海带保健食品和方便食品被研制出来，如海带片、海带面条、海带蛋糕、海带饮料等。这为人们吸收海带的营养提供了更广泛的途径。

海带用途多样

海带除了食用外，还有多种用途。国防上，可以制备甘露醇，代替雷汞制炸药、雷管等；工业上，可以制备褐藻胶，代替面粉浆纱，还可以做食品工业用的澄清剂、黏着剂；此外，海带可以制备活性炭，用于防毒面具的加工制作；还可以制造酒精，提取氯化钠、氯化钾等。

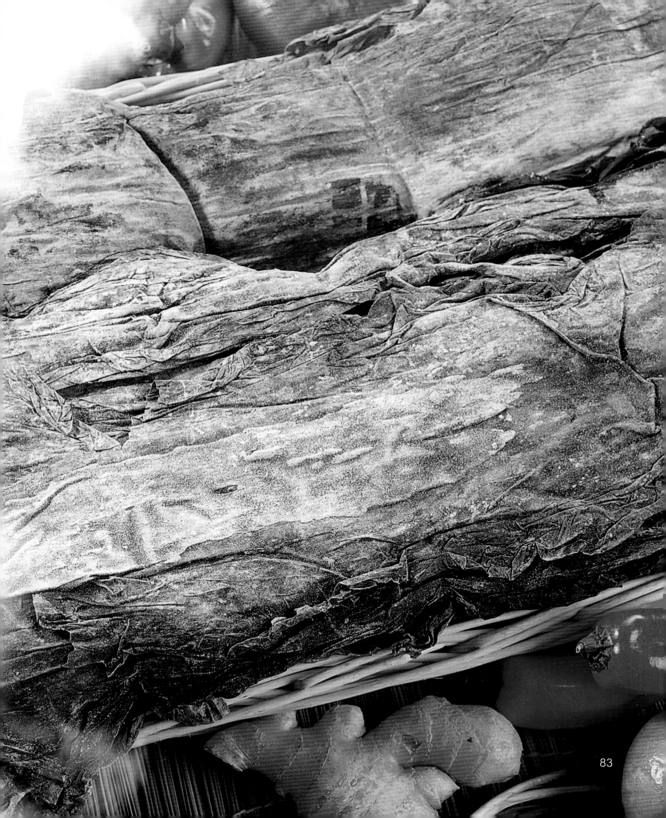

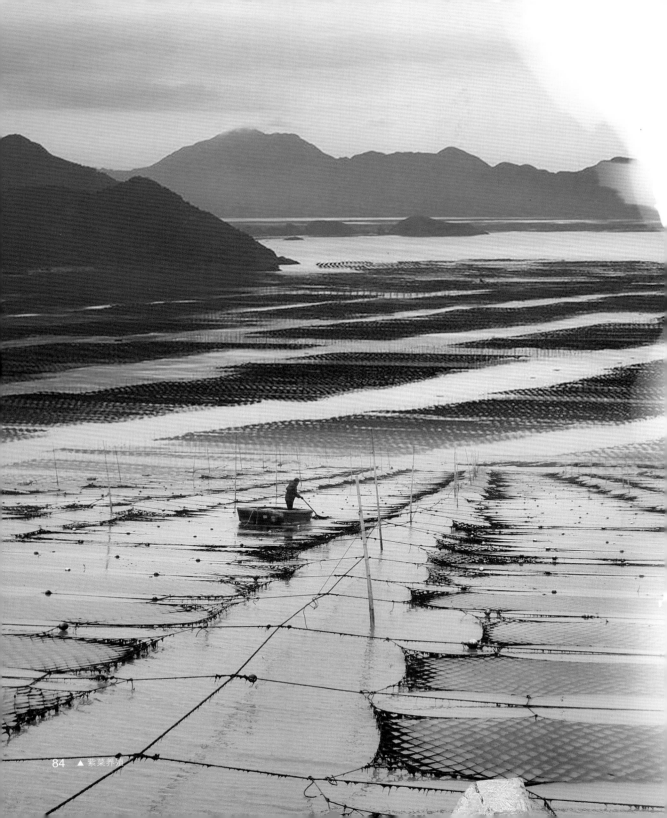

紫菜

　　它们生命力旺盛，无论遭遇干燥还是狂风，都顽强地存活着，层层密集，染出一片迷人的深紫色。它们一丛丛，浸染了最纯正的海鲜风味，餐桌上无论作为主要食材还是点缀，都是最浓郁的一抹鲜香。它们是紫菜。

　　紫菜，被称为"神仙菜""维生素宝库"，属于红藻门红毛菜纲红毛菜目红毛菜科紫菜属，生长在潮间带海域。我国紫菜产量居世界首位，南方以养殖坛紫菜为主，北方以养殖条斑紫菜为主。在我国的养殖藻类中，虽然紫菜的产量低于海带，但经济产值却高于海带。

每100克皱紫菜不同生长期可食部分主要营养成分			
	早期	中期	晚期
粗蛋白	40.38克	35.39克	32.81克
碳水化合物	15.3克	20.4克	23.5克
粗纤维	2.14克	2.90克	2.62克
粗脂肪	0.74克	0.94克	2.12克
水分	11.69克	12.95克	10.48克
灰分	6.83克	8.16克	8.80克

注：参考陈伟洲，蔡少佳，刘婕，等．养殖海藻皱紫菜和脆江蓠的主要营养成分分析 [J]．营养学报，2013，35(6)：613-615

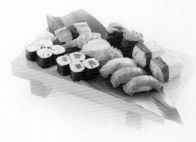
▲
寿司

紫菜蛋白质含量因紫菜种类及生长时间、地点等的不同而有所不同，通常占紫菜干重的 25% ～ 50%，远远高于一般的蔬菜，与大豆中的蛋白质含量相近。

生长初期的紫菜蛋白质含量较高，随着生长时间的延长，蛋白质含量有所降低。紫菜中富含牛磺酸，其含量超过藻体干重的 1.2%。

与陆生植物相比，紫菜脂肪含量很低，为干重的 1% ～ 3%。紫菜富含不饱和脂肪酸。有报道称，日本产的条斑紫菜中，EPA 的含量约占脂肪酸总量的 50%；福建产的坛紫菜中，EPA 的含量约占脂肪酸总量的 24%。

紫菜中多糖占干重的 20% ～ 40%，具有增强免疫力、降血脂、抗氧化、抗衰老等作用。

紫菜中灰分可占其干重的 7.8% ～ 26.9%，而大多数陆地植物的灰分只为 5% ～ 10%。紫菜中钠与钾含量的比值小于 1.2，钠与钾的比值低有助于降低高血压的发病率。紫菜富含碘和胆碱。胆碱是神经细胞传递信息的重要化学物质，对于增强记忆有一定的帮助。

紫菜还含有丰富的维生素。其中，维生素 C 的含量高于橘子中的含量；胡萝卜素，维生素 B_1、B_2 及维生素 E 的含量均高于牛肉、鸡蛋和陆生蔬菜中的相应成分的含量。干紫菜中维生素 B_{12} 的含量几乎可与鱼类的相媲美。维生素 B_{12} 有着活跃脑神经、预防衰老和记忆力衰退、改善抑郁症的功效。

此外，干紫菜中约 1/5 是膳食纤维，有利于肠道健康。

保健功能

《本草纲目》中就记有紫菜可以"主治热气、瘿结积块之症"。中医认为，紫菜性寒、味甘咸，具有软坚化痰、清热利湿、补肾养心的功效，可用于甲状腺肿、水肿、脚气、高血压、咳嗽、慢性支气管炎、淋病等的辅助治疗。

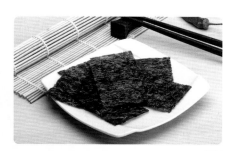

▲ 海苔

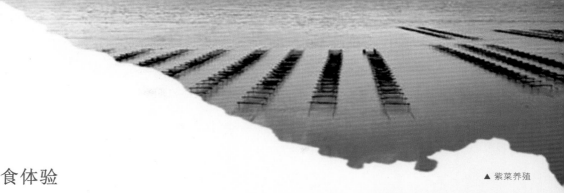

美食体验

　　紫菜应该是最容易打理的食材之一了。将干紫菜掰成小片，用开水冲泡，滴入少许生抽、香油，一碗鲜香润喉的紫菜汤便诞生了。紫菜的吃法还有很多，如凉拌、炸丸子、脆爆、炒食等，而最有营养的做法还是与鸡蛋、肉类、冬菇等搭配煲汤。紫菜虾皮汤补碘补钙；紫菜瘦肉汤不油不腻；紫菜豆腐汤化痰降脂。

　　紫菜还可制成传统的菜品 —— 紫菜包饭。紫菜包饭其实是由寿司演变过来的。将米饭煮熟后添入适量的香油，搅拌均匀，然后加入胡萝卜条、肉肠等，用烤制的紫菜裹起来即可。米饭软糯，胡萝卜爽脆，肉肠香郁，紫菜鲜美……既能果腹，又可解馋。

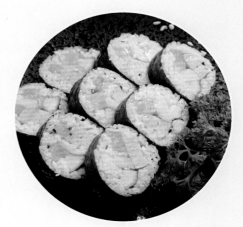

▲ 紫菜包饭

干紫菜选购

　　选购干紫菜时一定要注意它的色泽、香味和手感。

　　质量好的紫菜薄而均匀，表面有光泽，呈紫褐色或紫红色，摸起来干燥，无沙粒感。泡发后没有杂质，叶片整齐；吃起来鲜香满口。若发现紫菜有褪色、发红、霉变及色泽深浅不一等情况，不宜选购。千万不要购买表面涂过油的紫菜。

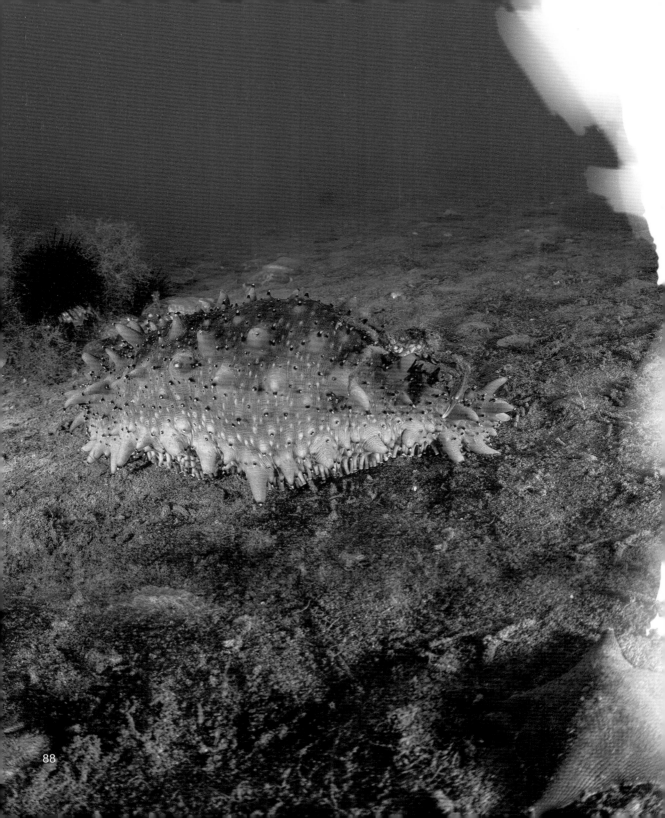

海参

　　海底世界里，它们闲庭信步，懒洋洋地蠕动。它们没有健硕的体魄，柔软的身躯看似抵不住惊涛骇浪的淘洗，然而它们却世代繁衍，生生不息。它们的种群历经了 6 亿年的岁月，见证了沧海桑田。它们便是海洋中的活化石 —— 海参。

　　海参属于棘皮动物门海参纲，又名海黄瓜。全世界海参有 1 100 多种，可食用的约 40 种；我国海参有 140 余种，可食用的仅约 20 种。常见海参有石参、黑参、绿刺参、花刺参、刺参、梅花参等。海参分布于热带和温带海域，以热带海域的海参种类多。

　　海参中的刺参，肉质软嫩、营养丰富，与鱼翅、鱼肚、淡菜（干贻贝肉）、干贝、鱼唇、鲍鱼、鱿鱼并列为"海味八珍"，在高档宴席上往往扮演着重要的角色。

每100克海参可食部分主要营养成分（以干重计）

	子安辐肛参	智利瓜参	黑海参	绿刺参	美国肉参	红刺参	黑北极参	糙刺参	阿拉斯加红参	黄秃参
蛋白质	82.69克	80.17克	86.74克	73.58克	80.96克	76.26克	87.20克	76.64克	78.83克	82.93克
黏多糖	10.38克	9.16克	8.42克	12.53克	11.46克	9.87克	7.86克	13.15克	9.91克	8.14克
钠	0.167克	0.163克	0.151克	0.549克	0.759克	0.855克	0.359克	0.549克	0.527克	0.468克
镁	0.265克	0.248克	0.234克	0.515克	0.234克	0.305克	0.284克	0.418克	0.240克	0.248克
钾	0.010克	0.012克	0.008克	0.031克	0.020克	0.017克	0.013克	0.021克	0.015克	0.008克
磷	0.016克	0.054克	0.017克	0.037克	0.018克	0.056克	0.025克	0.053克	0.066克	0.022克
钙	0.576克	0.604克	0.530克	1.344克	0.680克	0.737克	0.494克	1.134克	0.719克	0.402克
钒	0.03毫克	0.08毫克	0.05毫克	0.04毫克	0.02毫克	0.08毫克	0.17毫克	0.07毫克	0.07毫克	0.04毫克
锰	0.12毫克	0.22毫克	0.1毫克	0.14毫克	0.11毫克	0.39毫克	0.99毫克	0.6毫克	0.52毫克	0.98毫克
铁	18.44毫克	29.00毫克	18.57毫克	30.24毫克	20.48毫克	14.07毫克	42.03毫克	22.09毫克	20.36毫克	46.76毫克
钴	0.02毫克	0.02毫克	0.01毫克	0.01毫克	14.63毫克	0.007毫克	0.02毫克	0.01毫克	0.01毫克	0.01毫克
镍	0.14毫克	0.15毫克	0.41毫克	0.26毫克	0.67毫克	0.11毫克	0.25毫克	0.16毫克	0.08毫克	0.14毫克
铜	0.58毫克	0.66毫克	1.1毫克	0.56毫克	1.39毫克	0.45毫克	1.61毫克	0.52毫克	0.35毫克	1.22毫克
锌	1.04毫克	51.36毫克	1.79毫克	1.74毫克	2.41毫克	1.54毫克	3.4毫克	2.62毫克	3.23毫克	1.4毫克
硒	0.27毫克	0.4毫克	0.15毫克	0.3毫克	0.15毫克	0.29毫克	0.26毫克	0.3毫克	0.4毫克	0.14毫克
钼	0.98毫克	0.05毫克	0.14毫克	0.9毫克	—	0.15毫克	1.3毫克	1.13毫克	0.03毫克	0.06毫克
钡	0.51毫克	0.85毫克	0.69毫克	0.34毫克	0.11毫克	0.30毫克	0.38毫克	0.60毫克	0.48毫克	0.39毫克
灰分	4.13克	4.10克	4.55克	7.96克	6.69克	8.71克	4.40克	8.30克	5.47克	5.03克

注：参考赵玲，马红伟，曹荣，等 . 10种海参营养成分分析 [J]. 食品安全质量检测学报，2016，7(7): 2867-2872

　　科学家对数十种海参的化学成分进行了研究，海参体内富含氨基酸、维生素和矿物质等。

　　海参所含的氨基酸中，甘氨酸、精氨酸和谷氨酸含量较高。精氨酸是合成胶原蛋白的主要原料，可以促进机体细胞再生，提高人体免疫力，有利于消除疲劳。而海参具有"精氨酸大富翁"的称号。

　　海参中铁、锌含量明显高于其他微量元素。锌是人体中含锌酶的组成成分，在核酸和蛋白质代谢中发挥着重要的作用，与大脑发育有着密切的关系。铁是血红蛋白的主要组分，利于贫血、出虚汗、感冒、厌食等症状的治疗。

　　海参中还含有牛磺酸、烟酸、硫酸软骨素等有机化合物，它们对促进人体生长发育、预防组织老化、促进伤口愈合、抑制癌细胞扩散等有一定功效。

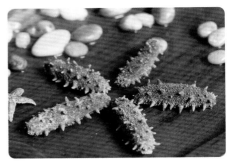

▲ 干海参

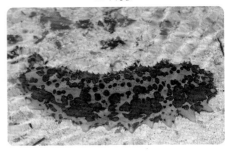

▲ 活海参

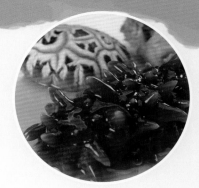

▲ 原汁海参

保健功能

　　海参有"海底人参"之称。中医认为，海参性温，味甘，有补肾益精、壮阳疗痿、益气补阴、通肠润燥、消炎止血的功效。海参含有多种生物活性成分，其中较受关注的是海参皂苷、海参多糖、脑苷脂和海参多肽。

　　海参皂苷是海参主要的次生代谢产物。已知的海参皂苷有150余种，其主要的生理活性是具有细胞毒性、抗肿瘤、抗真菌等。海参皂苷还具有镇痛、解痉的作用，有成为止痛、局部麻醉和抗痉挛药物的潜力。

　　海参多糖中的酸性黏多糖由氨基半乳糖、葡萄糖醛酸等成分构成，具有抗肿瘤、抗病毒、免疫调节、抗氧化、降血脂、促进造血等多种生理活性。海参多糖还具有一定的延缓衰老的功效。

　　脑苷脂是细胞膜的结构成分，其主要的作用是参与细胞间的识别、跨膜信息传导、细胞分化与生长及细胞形态结构与功能的维持等。海参脑苷脂对急性肝损伤和脂肪肝、营养性肥胖小鼠的糖代谢和脂代谢具有明显的改善作用。

　　海参多肽具有良好的抗氧化、降血脂和抗疲劳的功能。另外，研究表明，海参多肽可以抑制肿瘤的生长，增强机体免疫力。

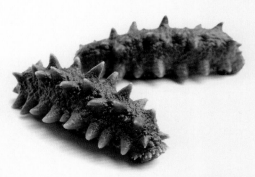

▲ 泡发的海参

海鲜食用宝典
GUIDEBOOK TO THE RELISH OF SEAFOOD

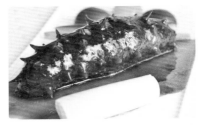

▲ 葱烧海参

美食体验

　　鲁菜中，葱烧海参是极具代表性的一道传世佳肴。清代美食家袁枚曾经说："海参无味之物，沙多气腥，最难讨好。"这充分描述了海参烹饪之难。如何吊起海参的鲜味是海参烹饪的关键。在烹饪海参的过程中用葱段爆香，辅以料酒、蚝油、生抽、冰糖调味，加入鸡、火腿、干贝等熬制的高汤，再焖汁入味，稍加勾芡。海参圆润饱满，轻弹却不失嚼劲，加上葱、酱汁味道的厚重浓郁，"葱烧海参"浓色表其外，浓味入其里，达到了色、香、味俱全的效果。不得不赞叹大自然造物的精奇与人类探索美食的智慧。

　　海参的做法还有很多，如海参蒸鸡蛋、海参烧木耳、海参红烧肉、海参排骨、海参莲子黄米粥……各色食材均可同海参搭配，为人们带来多样的美食体验。

海参的选购

　　优质鲜海参圆润、饱满、鲜亮、有弹性、体壁厚薄均匀；刺参的肉刺完整。劣质海参体软、发黏，体壁薄，显得枯瘦；刺参的肉刺倒伏。

　　优质干海参参体干燥、完整，刺挺直；体壁厚，内无沙粒等杂质；经泡发后形态完好、组织紧致、富有弹性。劣质干海参体壁薄，盐层厚于体壁，体内有较多的余肠、沙粒等杂质；经水泡发或稍煮后组织无弹性。

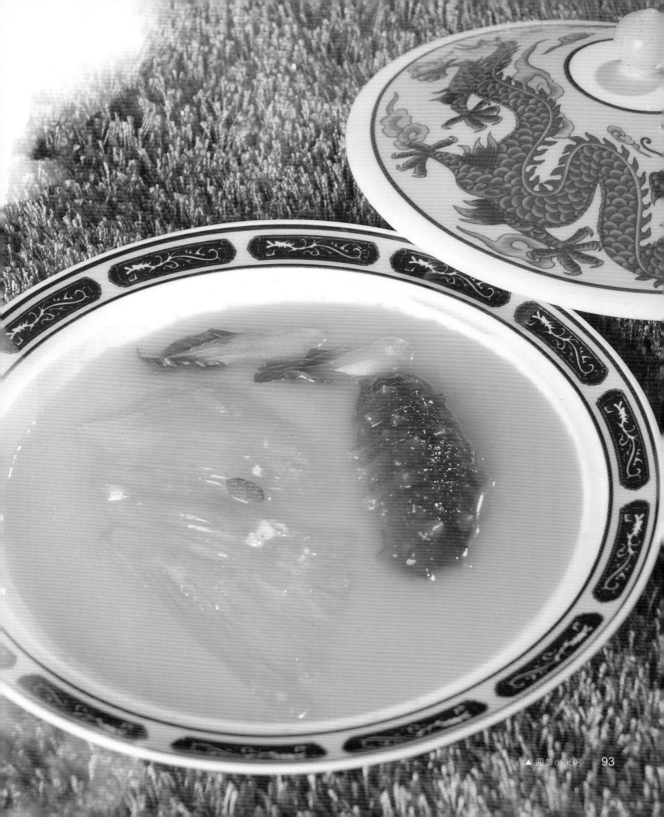

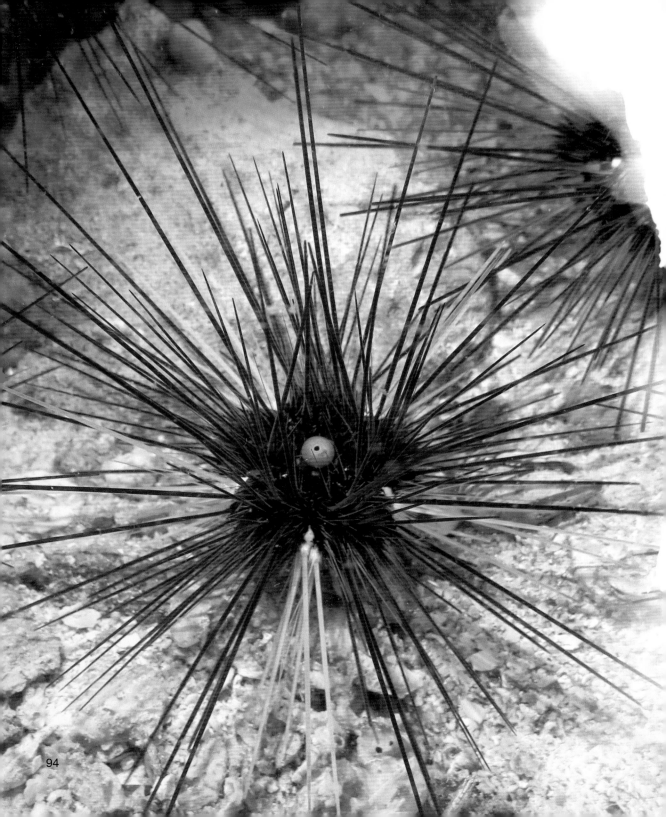

海胆

　　它们是一类古老的生物，5.4 亿年前就已在地球上生活；它们是一类神奇的生物，多呈球状或半球状，体表密密麻麻地布有棘刺，常被误认为是海底的一丛植物。它们是海胆。

　　海胆是棘皮动物门海胆纲动物的统称，常被称为栗苞刺、刺锅子、刺海螺、海底刺球、海肚脐、海伞等；又因其行动起来像一只刺猬，所以又有着"海刺猬""龙宫刺猬"的称谓。全世界海胆约有 850 种，广泛分布于各大洋。自寒带至热带，从潮间带的浅水区至水深 5 000 米处，都有其踪影。我国有海胆约 100 种，大多不可食用，可食用的只有 10 余种。

　　人们食用的主要是海胆黄，也就是海胆的生殖腺。

每100克马粪海胆生殖腺主要营养成分	
粗脂肪	2.34克
蛋白质	12.25克
总糖	5.59克
水分	64.20克
灰分	12.70克

注：参考牛宗亮，王荣镇，董新伟，等. 马粪海胆生殖腺营养成分的含量测定［J］. 中国海洋药物杂志，2009，28（6）：26-30

海鲜食用宝典
GUIDEBOOK TO THE RELISH OF SEAFOOD

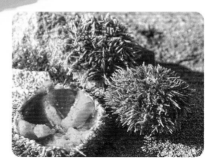

▲ 马粪海胆和海胆黄

海胆生殖腺是一种高蛋白、低脂肪的健康食品，含有丰富的氨基酸。光棘球海胆生殖腺中至少含有 17 种氨基酸，其中包括 9 种人体必需氨基酸；赖氨酸、精氨酸、谷氨酸含量都很高，对预防心血管疾病、降低胆固醇及阻止血栓形成等有一定功效。此外，丰富的呈味氨基酸使得海胆味道鲜甜，可促进唾液分泌，极大地刺激食欲。

海胆生殖腺脂肪酸种类丰富。光棘球海胆生殖腺中脂肪酸至少有 31 种，虾夷马粪海胆生殖腺中脂肪酸至少有 24 种。海胆生殖腺脂肪酸多数为有益健康的不饱和脂肪酸，其中人体必需的多不饱和脂肪酸 —— 花生四烯酸和 EPA 含量高，它们可以维持大脑、视网膜的正常功能和发育，具有抑制血小板凝聚、抗血栓、增强免疫力、益智健脑的功效，也有助于抑制炎症和糖尿病的发生。

海胆生殖腺还富含维生素 A、维生素 B_{12}、维生素 D、维生素 E 等。

保健功能

中医认为，海胆生殖腺能安神补血，益心，强骨，补肾强精，明显地促进性功能。民间将其视作上等补品，并誉其为"海之精"。

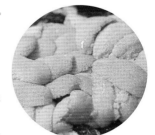

▲ 紫海胆黄

海胆棘壳粉是一味中药。据中药典籍记载，海胆棘壳粉具有"软坚散结"、"化痰消肿"、治疗"胸肋胀痛"等症的功用。经研究发现海胆棘壳中富含萘醌类色素，具有多种生物活性。这类色素可促进脾淋巴细胞的增殖，显著增强腹腔巨噬细胞的吞噬活性，增强机体免疫力。有研究表明，光棘球海胆棘壳中多种蛋白质均具有抗肿瘤活性。另有研究发现，光棘球海胆棘壳和紫海胆棘壳的含钙粗组分具有抗菌活性。

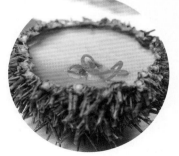

▲ 海胆蒸水蛋

由某些海胆的叉棘和生殖系统产生的海胆毒素，具有多种生物活性，如引起溶血、降低动脉血压等，具有潜在的药用价值。

美食体验

海胆黄味道清甜，入口顺滑，其独特的口感被人描述成"法式舌吻"。海胆黄既可用来制作寿司，也可以用来制作拌饭。炎热的夏季，一碗晶莹的米饭，配上滑嫩鲜美的海胆黄，辅以爽口的酸黄瓜，让人口舌生津。

西式餐饮中，生吃海胆黄是一种美妙的体验。海风驰荡的 7 月，是海胆繁殖的季节。挑选新鲜的海胆，制作成海胆黄刺身。在海胆壳顶端清理出一个小口，小心掏出内脏，留下颗粒饱满、色泽鲜亮的海胆黄。在海胆黄中淋上由柠檬汁、芥末酱、盐混合而成的酱汁，轻轻摇匀，用小勺轻轻舀起。当舌尖接触到海胆黄的瞬间，鲜美、清凉、爽滑感瞬间征服了味蕾。

海胆选购和保存小窍门

棘刺。一般情况下，棘刺粗并处于动态的海胆更为新鲜肥美。

生殖腺。颜色以亮黄色或者橙色为佳，味道以甜美为佳。若海胆黄已化为汤水并伴有腥臭味，说明已经变质。

嘴部。新鲜海胆嘴部饱满且色泽鲜亮；不新鲜的海胆嘴部下陷并且颜色发暗。

重量。在海胆个头一致的情形下，越重的越肥满。

体色。海胆五颜六色，但色彩斑斓的海胆通常是有毒而不能食用的。

生吃的海胆，除新鲜外，还必须采自洁净无污染的海域，以保证食用安全。

海胆暴露在空气中半日至一日，海胆黄即变质，不能食用。所以，海胆要保存在海水中，即食即取。

新鲜的海胆黄应保存在 0℃～5℃的环境中。

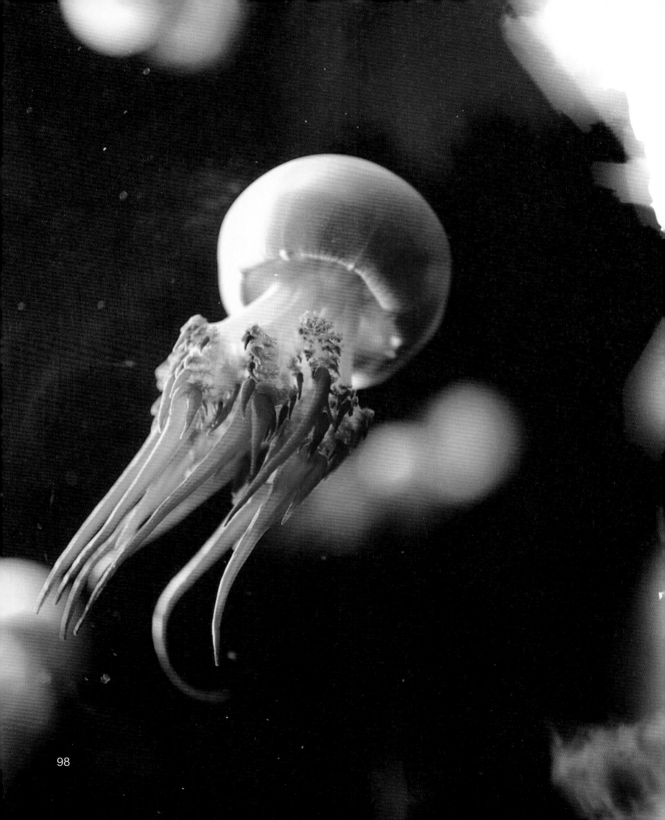

海蜇

美好的夏日，明媚的阳光照耀广袤的大海。它们款款而来，凌波浮动，宛若海中仙子，灵动轻盈；它们如真似幻，仿佛海中云朵，时舒时展。然而美丽的背后隐伏着杀机，它们的刺细胞中储存着毒液，让人不寒而栗。它们是海蜇。

海蜇，是生活在海中的一种腔肠动物。海蜇上部伞状，用以伸缩运动，商品名为海蜇皮；下部有口腕和触手，商品名为海蜇头；而海蜇的生殖腺，商品名为海蜇花。

每年夏末秋初，在辽东半岛附近海域会出现众多渔船齐发的阵仗，这是出海捕捞海蜇的时节。渔民不分昼夜地出海捕捞，将新鲜海蜇运回渔港，为人们的餐桌增添一道美食。

每100克海蜇皮主要营养成分	
总糖	0.6克
蛋白质	1.1克
水分	96克
灰分	1.9克

注：参考郝更新，杨燊，戴燕彬. 海蜇皮营养成分分析及胶原蛋白的提取 [J]. 农产品加工(学刊)，2011，(4)：65-69

海鲜食用宝典

GUIDEBOOK TO THE RELISH OF SEAFOOD

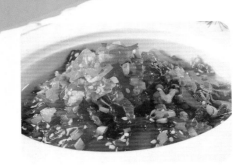

▲ 老醋海蜇头

　　新鲜海蜇中，水约占 96%。海蜇含有 30 多种脂肪酸，不饱和脂肪酸占脂肪酸总量的 36% ～ 39%，其中 DHA、二十碳四烯酸和 EPA 含量较高。海蜇皮、海蜇头和海蜇花中，人体必需氨基酸占总氨基酸分别约为 29%、29% 和 37%。

　　海蜇皮、海蜇头和海蜇花 3 个部位中含量最高的氨基酸都是谷氨酸，含量较高的氨基酸有天冬氨酸、甘氨酸和胱氨酸。天冬氨酸有止咳化痰、治疗胆汁分泌障碍的功效；甘氨酸是人体内合成磷酸肌酸、嘌呤、血红素等的主要成分，并能解除芳香族化合物的毒性；而胱氨酸有促进毛发生长和防止皮肤老化的作用，还可辅助治疗湿疹、烧伤等。海蜇皮、海蜇头、海蜇花中鲜味氨基酸含量都很高，分别约占总氨基酸的 47%、46% 和 41%。另外，海蜇花中赖氨酸含量比较高。海蜇中还含有钙、磷、碘、铁、锌等。

活性物质

　　海蜇不仅是餐桌上的美味，同时也是一味良药。古代药学典籍记载海蜇"主治妇人劳损、积血带下，小儿风疾丹毒、烫火伤"，能够"补心益肺，滋咽化痰，去结核，行湿邪止咳除烦"。研究表明，海蜇含有类似于乙酰胆碱的物质，这类物质能够扩张血管，起到降低血压的作用；而海蜇生殖腺的酶解提取物具有较强的抗氧化能力。

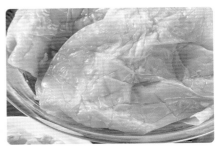

▲ 海蜇皮

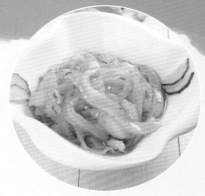

▲ 凉拌海蜇皮

美食体验

海蜇是较为亲民的一道海鲜，我国古代就有食用海蜇的记载。新鲜的海蜇形体完整，圆润嫩滑。将海蜇放入清水中浸泡清洗，切成条状，并拌入老醋、味精、蒜末、麻汁、黄瓜丝、香油等。这些佐料有的辛辣，有的香浓，有的咸鲜，各色口味伴着滑润弹牙的海蜇，让人口舌生津。若放入冰箱冷藏一阵后食用，口感更是清爽透凉，让人胃口大开。炎炎夏日，约上三五好友，点份鲜酸爽口的老醋蜇头，来几杯啤酒，真是人生一大美事！

当然，凉拌海蜇只是家常小菜中的一种。关于海蜇的菜品还有很多，如海蜇鸡柳、海蜇冬瓜汤、海蜇芝麻汤、苦瓜海蜇等，道道美味，食之让人赞不绝口。

水母的毒素

海蜇是水母的一种。水母外表美丽，但是却有着毒素。它们触手等部位分布有大量刺细胞，刺细胞内含有毒液。毒液成分复杂，主要是蛋白质、多肽等。当海蜇受到物理、化学、生物等因素的刺激时，盘曲的刺丝就会弹射出来，若穿入人的皮肤，刺细胞内的毒液经管状的刺丝注入皮内，就会在局部引起皮炎。过量的毒素可致人死亡。水母伤人的事件屡有发生，所以，在海边游玩时，切勿与水母"亲密接触"。

动物毒素有着强烈的生理效应，也有着明显的药理学活性。可提取水母毒素的有效成分应用于临床医疗。

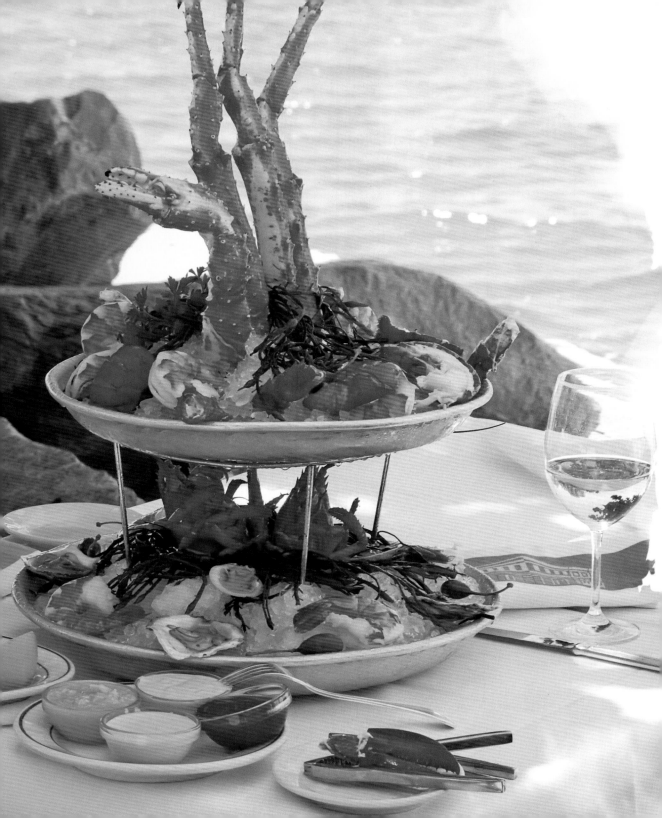

安全篇
FOOD SAFETY

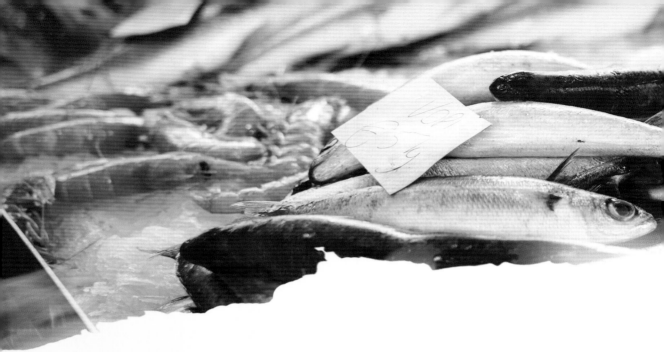

话说海鲜食用安全

海洋美食是人类饮食文化中极具特色的部分。随着社会经济飞速发展，现代渔业、食品加工、烹饪技术和物流设施的不断进步，人们可以品尝到形形色色的海洋美食。海产品以更为丰富的形态、更加多样的口味供应全国各地，其安全性自然也越来越受到人们的重视。

食用海鲜的安全隐患大致可分为 3 类，即物理危害、化学危害和生物危害。相较而言，化学危害与生物危害对人类健康的威胁更大，造成的后果也更严重。

物理危害主要在海鲜加工烹饪过程中产生，加工设备的老化及人工操作的失误可能导致沙石、金属碎屑等混在食物中，给食客带来危害。随着加工技术的进步和市场监管力度的加大，物理危害现已不多见。

化学危害根据来源不同可以分为海鲜中天然存在的化学物质（如组胺、过敏原和甲醛）引起的危害，环境污染（如重金属和持久性有机污染物）导致的化学危害，某些食品添加剂（如亚硝酸盐、亚硫酸盐和多聚磷酸盐）超量、超范围添加引起的化学危害和养殖水产品滥用渔药带来的化学危害等。一些海鲜中组氨酸含量较高，如果存放时间过长，组氨酸会转化为组胺，人食用后可引发食物中毒；有些鱼类如龙头鱼自身产生甲醛；海洋生物养殖过程中的水质改善、病害防治以及加工过程中的消毒处理，都会用到化学药物，这些药物经体表或肠道进入海洋生物体内，产生残留；许多化学制剂违法应用于海鲜加工中，虽起到防腐、防止水产品失水和氧化、改善产品色泽、提升产品风味等作用，也可产生化学危害。而渔药滥用、食品添加剂

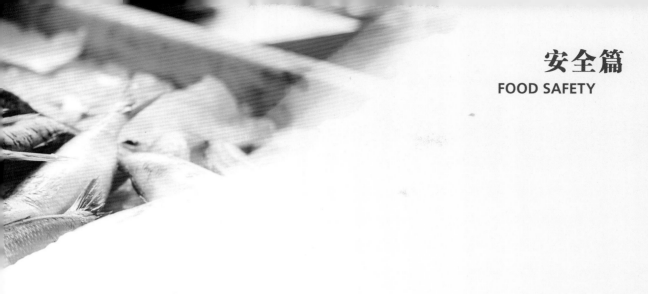

的不规范使用会给人类健康、生态系统和渔业的长远发展带来危害。另外，日益严重的海洋污染，如油污染、有机物污染和重金属污染等，不可避免地影响着海鲜质量，进而影响消费者的健康。

海鲜常见的生物危害主要来源于细菌、病毒、寄生虫以及生物毒素等。海鲜中的细菌，如弧菌、假单胞菌、希瓦氏菌、杆菌等，均可对人们的健康造成危害，其中最主要的是弧菌。有超过 12 种的海洋弧菌能够引起人类疾病，副溶血弧菌最为常见。副溶血弧菌能够引起肠胃炎，导致腹泻甚至败血症的发生。肉毒杆菌芽孢生命力顽强，且能产生已知毒性最强的毒素 —— 肉毒杆菌毒素。海鲜中的病毒主要是杯状病毒科、腺病毒科、小 RNA 病毒科和呼肠孤病毒科等的成员，其中最为常见的是杯状病毒科的诺如病毒和小 RNA 病毒科的甲肝病毒。病毒易引起群体性疾病暴发事件。已知有超过 50 种的寄生虫能够引发人类疾病，海洋生物是多种寄生虫的中间宿主，最为常见的寄生虫有异尖线虫、管圆线虫和颚口线虫等。这些寄生虫通过消费者食用进入人体，引起人类疾病。海洋是药物开发的宝库。一些海洋生物体内含有毒素。许多生物毒素如河鲀毒素、芋螺毒素、雪卡毒素等可沿食物链传递并在生物体内不断蓄积，若被摄入人体内，即会严重威胁健康甚至导致死亡。

安全篇讲述食用海鲜可能面临的安全隐患，告诉你如何防患于未然，放心、愉悦地享受海鲜美味佳肴。

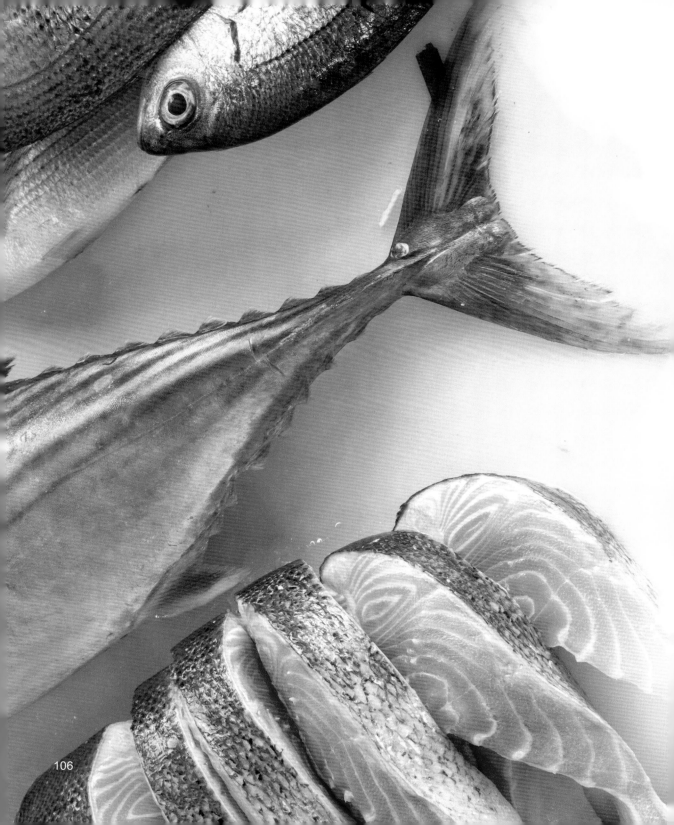

组胺

　　金枪鱼、鲭鱼、马鲛鱼、竹荚鱼、秋刀鱼等，因其营养丰富、口感嫩滑、味道鲜美，受到消费者的喜爱。它们具有"青皮红肉"的特点。这类青皮红肉鱼极易导致食用者发生中毒，而这一切主要是"组胺"惹的祸。

　　组胺中毒事件，已经被人们长期关注。例如，美国在 1978 年至 1987 年短短 10 年间便发生了 157 起组胺中毒事件，中毒者达 757 人；1993 年至 1997 年发生的 140 起食物中毒事件中，组胺中毒事件高达 66 起。近年来，在我国，山东、浙江、广东等多地都发生过组胺中毒事件。组胺中毒事件的频繁发生，应引起我们高度重视。

简介

　　组胺是广泛存在于动植物体内的一种生物胺，由组氨酸在脱羧酶的作用下脱羧而形成，通常贮存于组织的肥大细胞、嗜碱性粒细胞等中。组胺在人体中发挥着重要的生理作用。例如，组胺可以收缩气管、支气管和胃肠道平滑肌；松弛小血管平滑肌，增加毛细血管通透性；刺激胃酸分泌，减慢房室传导，增加心肌收缩力等。但是，若组胺摄入量超出人体承受剂量则会导致人中毒。

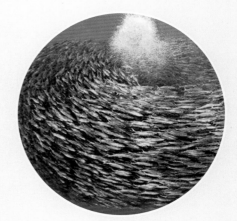

▲ 成群的鲭鱼

107

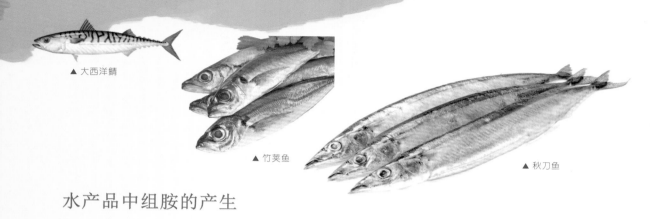

▲ 大西洋鲭

▲ 竹荚鱼

▲ 秋刀鱼

水产品中组胺的产生

食用青皮红肉鱼易引起食物中毒，是因为此类鱼肌肉含血红蛋白较多，体内组氨酸含量较高。鱼不新鲜时，附着的组胺无色杆菌等细菌会大量繁殖，产生脱羧酶，催化组氨酸生成组胺。组胺积蓄到一定量，即可导致食客中毒。凡体内水分多、含氮物质高、游离氨基酸丰富的水产品，都易腐败并产生组胺。

同时，人为因素也会导致组胺的大量产生。水产品在捕捞、装卸过程中，受到摩擦、挤撞，可能发生脱鳞、断肢、破壳等机械损伤。细菌从损伤部位迅速侵入水产品体内，大量繁殖，导致组胺的产生和积累。此外，运输、加工过程中管理不善、操作不规范等引起的细菌污染，都会造成组胺的大量产生。

中毒症状

组胺中毒的特点是发病较快，短者潜伏期只有 5 分钟，长者潜伏期可达 4 小时。组胺中毒的突出症状为头痛、头晕、脸红、心慌、胸闷等，还可能出现眼结膜充血、视物模糊、口和舌及四肢发麻、呕吐、腹泻、血压下降甚至哮喘。

沙丁鱼群 ▶

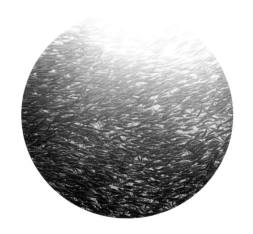

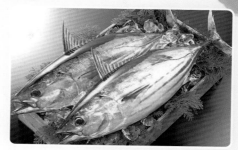
鲣鱼 ▲

预防与监管

在一定范围内，温度增高会加快细菌繁殖速度，导致组胺加速产生。所以，夏季是组胺中毒高发季节。而低温冷藏可降低细菌繁殖速度，保持食品鲜度，防止组胺产生。为预防组胺中毒，切忌吃不新鲜的青皮红肉鱼。

首先，购买时应选择活鱼，或者在冷藏或冷冻条件下售卖的鱼。

其次，购买后应及时处理。洗净鱼体后，需要将鱼头、内脏以及腹腔内的积血去除，及时烹调。如若冷藏，不宜超过 2 天。

很多国家都对组胺的检出限量做了规定。在我国，《食品安全国家标准 鲜、冻动物性水产品》（GB 2733—2015）中明确规定高组胺鱼类的组胺含量不得超过 40 毫克/100 克，其他鱼类中的含量不得超过 20 毫克/100 克。国际上，欧盟 2073/2005/EC 号《食品微生物标准》中明确规定在有高组胺的水产品中组胺检测限量为 100 毫克/千克，在没有经过酶催熟的、有高组胺的鱼制品中，检测限量为 200 毫克/千克。

当发现组胺中毒时，首先要进行催吐、导泻，以排出体内毒物；其次可使用抗组胺药，有效遏制中毒症状。例如，可口服苯海拉明，或静脉注射 10% 葡萄糖酸钙，同时口服维生素 C。严重者应该及时去医院救治。

组胺含量较高的水产品

最早发现的引起组胺中毒的鱼类是鲭科鱼类。组胺含量较高的鱼类包括鲐鱼、鲹鱼、竹荚鱼、鲭鱼、鲣鱼、金枪鱼、秋刀鱼、马鲛鱼、沙丁鱼、鲱鱼、凤尾鱼、青枪鱼、鲯鳅科鱼类和鲑鱼等。虾、蟹、蛤蜊、扇贝、鱿鱼也都有较多组胺检出的报道。同时，一些发酵水产品，如鱼糜、鱼罐头、虾糜等，若灭菌不彻底，都可能含有过量组胺。

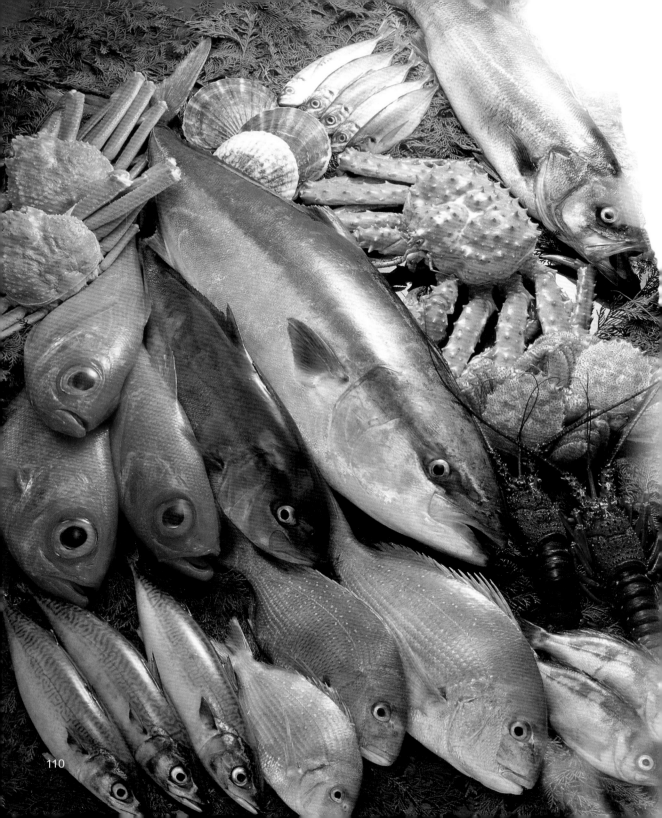

过敏原

食物过敏是广受关注的食品安全问题之一。联合国粮农组织划定鱼、甲壳动物、蛋、奶、花生、大豆、坚果和小麦为八大类致敏食品。亚洲地区约有 40% 的儿童及 33% 的成年人对水产品过敏。多个国家规定，含有过敏原的食品必须在食品标签中标注。

过敏简介

外来物质进入人体，机体会对其进行识别，若物质被"认定"为有害时，机体的免疫系统会做出反应，将其清除。但如果这种反应超出了正常范围，即免疫系统对无危害性的物质如花粉、动物皮毛等过于敏感，发生免疫应答，对机体造成伤害，这种情况称为变态反应，又叫过敏，也称超敏反应。引起过敏的抗原物质称为过敏原。

诱发过敏的原因可分为外因和内因。外因引起的过敏主要是因为某些物质，如食物、吸入物（如花粉等）、微生物以及昆虫毒素、药物（如磺胺、青霉素等）、异种血清等，通过食入、吸入、接触及注射等途径进入体内引起人体免疫系统发生异常反应。过敏内因则是我们常说的"过敏体质"，指某类人群的免疫系统存在缺陷，容易做出"不辨敌友、无端攻击"的举动，从而导致过敏的发生。

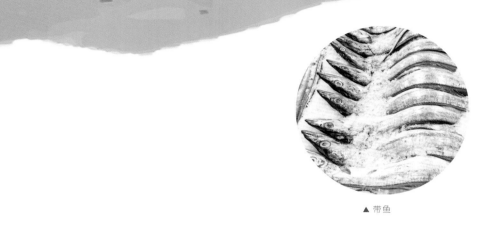

▲ 带鱼

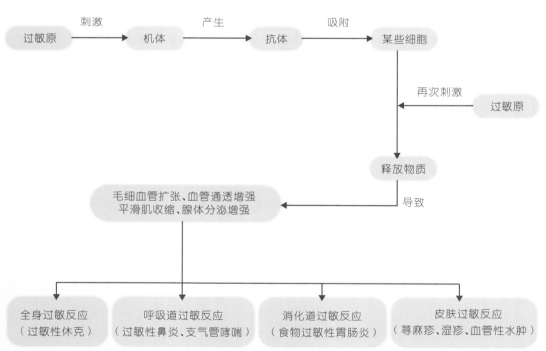

过敏原 --刺激--> 机体 --产生--> 抗体 --吸附--> 某些细胞

某些细胞 <--再次刺激-- 过敏原

释放物质 --导致-->

毛细血管扩张、血管通透增强
平滑肌收缩、腺体分泌增强

全身过敏反应
（过敏性休克）

呼吸道过敏反应
（过敏性鼻炎、支气管哮喘）

消化道过敏反应
（食物过敏性胃肠炎）

皮肤过敏反应
（荨麻疹、湿疹、血管性水肿）

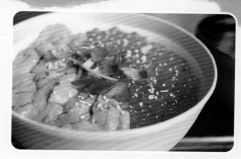

▲ 海胆黄和鱼子

水产品过敏原种类

按照水产品种类，可以将水产品过敏原分为鱼类过敏原、甲壳动物过敏原、软体动物过敏原；具体又包括小清蛋白、鱼卵蛋白、原肌球蛋白、肌钙结合蛋白、血蓝蛋白亚基等。

鱼、虾、贝类是最常见的致敏水产品，其过敏原大部分为热稳定、水溶性的糖蛋白。其中 95% 的鱼类过敏患者的过敏症状是由小清蛋白引起的。这是一种钙结合蛋白。甲壳动物（如虾类）、贝类过敏原多为原肌球蛋白。

预防与控制

过敏原因不明的患者应做一下过敏原筛查，有助于过敏的预防。

依据水产品过敏原蛋白的相关性质，可在加工过程中采用物理、化学及生物学的方法降低水产品及其配料的致敏性。研究表明，反复冻融可降低水产品致敏性；超高压处理对凡纳滨对虾过敏原的活性有消减作用；超声、辐照、酶解等都可以有效降低甲壳动物过敏原的活性；加热焙烤也有助于降低食物的致敏性。有过敏史的人吃海鲜一定要注意加热熟食。

食物过敏已引起科学界的广泛重视，对食物过敏原的科学研究也在逐步深入，各种食品脱敏技术的应用也日渐成熟。将来，困扰人们的食物过敏现象必将得到有效控制。

甲醛

甲醛是一种有刺激性气味的气体,在人们的生活中几乎随处可遇,并悄无声息地影响着人们的健康。

甲醛常见于建材、家具,殊不知我们食用的有些海产品中也存在甲醛。食材中的甲醛从何而来,让我们一起科学解密。

简介

甲醛,为无色气体,有刺激性气味。甲醛可溶于水,浓度为 35% ～ 40% 的甲醛溶液俗称福尔马林。

甲醛制备简单,在化学化工、木材工业、纺织业、建筑业中得到广泛应用,是人们在生活中极易接触到的化学品。

甲醛具有杀菌、防腐、增白和增加组织脆性的作用。含有过量甲醛的食品会对人体产生严重的危害。我国明令禁止向食品中添加甲醛。

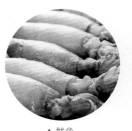

▲ 鱿鱼

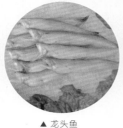

▲ 龙头鱼

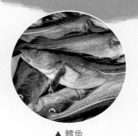

▲ 鳕鱼

主要来源

生物在新陈代谢过程中会生成痕量甲醛。一些海洋生物死后，体内的氧化三甲胺会分解产生甲醛。某些海产鱼类和甲壳类在冷冻期间会累积内源性甲醛。调查发现，龙头鱼、鳕鱼、鱿鱼等水产品中含有较高的内源性甲醛。

一些不法商家向水发海参、水发鱿鱼、解冻银鱼等食品中添加甲醛，以达到改善食品外观、延长保存时间及改善口感的目的。

除了非法添加，水产品在包装过程中也可能产生甲醛。甲醛是合成密胺树脂、尿酸树脂、涂料及黏合剂的重要原料，用这类树脂制作的水产品包装材料、容器等长期与水产品接触或受盐浸腐蚀、加热、老化等因素的影响，有可能溶出甲醛，造成水产品的二次污染。所以，不起眼的包装袋也可能是水产品中甲醛的来源。

主要危害

甲醛，在常温下表现为气态。低浓度的甲醛对眼睛、鼻腔和呼吸道有刺激作用，主要表现为流泪、打喷嚏、咳嗽、结膜发炎、咽喉和支气管痉挛等。此外，甲醛可导致皮肤过敏，诱发急性皮炎，严重者可引起皮肤溃烂。

甲醛可以通过食物进入人体，直接损伤人的口腔、咽喉、食道和胃黏膜，同时产生中毒反应。轻者表现为头晕、咳嗽、呕吐、腹痛等消化道症状，重者出现昏迷、休克、肺水肿、肝肾功能

115

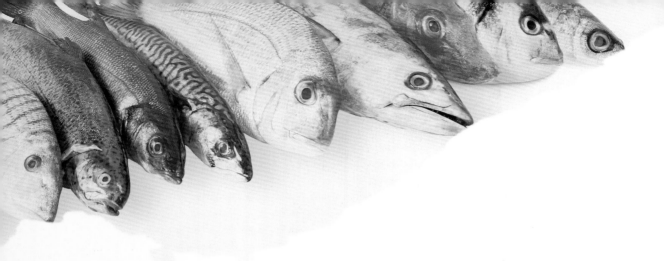

障碍，甚至出现出血、肾衰竭和呼吸衰弱等症状而死亡。

人体长期接触低浓度甲醛，可导致神经系统、免疫系统、呼吸系统和肝脏的损害，出现头痛、乏力、嗜睡、食欲减退、视力下降等症状。甲醛还可导致 DNA 损伤、突变，易引起癌症的发生。

预防与控制

调查监测结果显示，干制水产品和鲜活海产鱼类、甲壳类、贝类中内源性甲醛平均含量依次下降。水产品中内源性甲醛含量范围为 0.25 ～ 391.32 毫克／千克，平均值为 12.96 毫克／千克，中位值为 1.06 毫克／千克。这表明我国水产品中甲醛含量总体上处于较低水平。另有研究显示，我国普通居民通过食用鲜活水产品与干制水产品摄入的甲醛量对健康造成的风险较小或基本没有风险。

违法添加甲醛的水产品的识别

一看。被浸泡过甲醛的银鱼，个头比正常的大。其他鱼类若用甲醛保鲜，则鱼体表面看起来比较清洁，但鱼目混浊。浸泡过甲醛溶液的鱿鱼，颜色更加鲜亮，表面的黏液减少。

二嗅。被甲醛溶液浸泡过的水产品，能嗅到轻微的刺激性气味，与医院里的药水味非常接近。

三摸。经甲醛溶液浸泡过的水产品捏起来比较硬实，摁压鱼体时感觉不到应有的弹性。若是银鱼、鱿鱼类，表面较光滑；虾类则会变得又硬又脆，容易断碎。

重金属

在日本中部的富山平原上，一条名叫"神通川"的河流蜿蜒而行。它灌溉着两岸的土地，哺育着两岸的居民。然而自 20 世纪初开始，这里出现一种怪病。初期，患者手、脚、腰部的关节疼痛，几年后发生神经痛、骨痛，甚至连呼吸都会带来难以忍受的痛苦。后期，患者骨骼软化，骨质疏松，四肢弯曲，就连咳嗽都能引发骨折，全身疼痛无比，直至死亡。这种病得名"痛痛病"。后来研究确认，这种病是神通川上游的神冈矿山废水污染引起的镉中毒所致。自此，重金属污染进入了人们的视野。

在孟加拉湾发生的地下水砷中毒是人类历史上危害最严重、规模最大的重金属中毒事件。数千年前的一次大洪水把喜马拉雅山含砷的山石冲进了孟加拉湾，沿途有毒物质渗入土壤。成千上万的孟加拉国人长期饮用含剧毒砷的地下水，众多儿童中毒身亡。

可怕的重金属污染，你了解多少呢？

简介

一般将密度大于 4.5 千克／立方厘米的金属归属为重金属。环境污染所指的重金属主要是汞、镉、铅、铬和类金属砷等生物毒性极强的化合物。大部分重金属如汞、镉等对生物体完全无益，少部分重金属如铜、铬则是生物体必需的微量元素，在维持机体正常生理功能中起着重要的作用。但这些人体必需的重金属微量元素的量超过生物耐受限度时，会引起中毒反应。重金属污染具有累积性、持久性，被动物摄入体内后，可沿着食物链逐级传递、富集，并可与有机物结合成毒性更大的化合物。

117

常见重金属及其危害

汞：汞是室温下唯一呈液态的金属，普遍存在于自然界。水产品中的汞以烷基汞等形式存在。其中，甲基汞毒性剧烈，易渗透血脑屏障，严重伤害神经系统，引起语言和听觉障碍，严重者肌肉丧失协调性。水域中的汞主要源于含汞农药的使用、工业生产废料的排放等。

铅：在地壳中，铅多以硫化物和氧化物的形式存在。含铅化合物在水中的溶解度小，常被水体中的悬浮颗粒和底泥吸附。进入动物体内的铅随血液分布，储存于器官中，可引起神经炎等疾病。

镉：镉在自然环境中分布并不广泛，主要以无机离子态形式存在，可被水中有机质吸附或与铁、铝、镁的氧化物发生共沉淀。镉进入生物体中，与金属巯蛋白中巯基络合，并主要以此有机结合态存在。镉会损伤肾脏，引起骨质疏松、智力低下、反应迟钝、贫血等疾病。

砷：砷在自然界分布广泛。砷的毒性与其化学性质和价态有关。有机砷，除砷化氢的衍生物外，一般毒性较弱。无机砷包括三价砷和五价砷。三价砷毒性剧烈，易引发癌变。五价砷的毒性弱于三价砷。

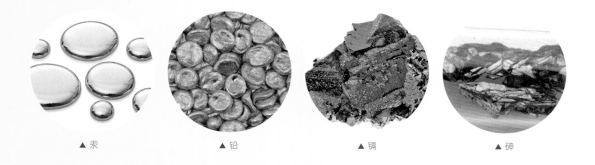

▲ 汞　　　　　　　　▲ 铅　　　　　　　　▲ 镉　　　　　　　　▲ 砷

重金属在海鲜中的富集

水生生物通过呼吸、摄食、体表渗透等将重金属富集于体内。

鱼类：重金属在鱼体不同组织和器官中的蓄积程度差别很大。实验表明，鱼类内脏富集重金属的能力明显高于肌肉。在脑、眼、皮、肉、鳔和生殖腺等可食用部分中，脑和生殖腺是重金属富集的主要靶器官，肌肉中含量较低。

贝类：由于多数贝类底栖、滤食的习性和活动范围小、迁移能力弱等特点，其对于环境污染通常缺乏规避能力，成为最易受污染的水生生物。贝类对金属离子的富集也有部位差异，例如，铜、汞等重金属多富集于内脏中，锌、锰等多富集于闭壳肌和生殖腺中。

甲壳类：甲壳动物对重金属的富集程度要明显高于鱼类，这是因为某些重金属储存在甲壳动物体内可满足其生理需求，如二价铜离子在甲壳类动物血液中是氧的载体，但积累过多时，则会引起中毒。甲壳类体内重金属含量也因部位而存有差异。螯虾、对虾内脏对重金属富集能力均高于肌肉。

预防与监管

随着人们对重金属危害认识的深入，世界各国都对水产品中重金属的残留做了规定。各类水产品在进入市场前都会受到严格的检查，有效的监管是人们购买到安全水产品的保障。

海鲜食用宝典
GUIDEBOOK TO THE RELISH OF SEAFOOD

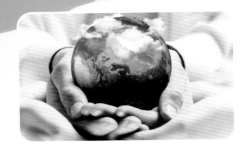

国内外水产品重金属限量标准对比（单位：毫克/千克）			
	铅	镉	甲基汞	无机砷
中国	鱼类、甲壳类：0.5 贝类、头足类：1.0	鱼类：0.1 甲壳类：0.5 头足类：2.0	非食肉鱼类：0.5 食肉鱼类：1.0	鱼类：0.1 贝类：0.5～1.0 藻类：1.5
欧盟	鱼肉：0.3 甲壳类：0.5 双壳贝类：1.5 无内脏的头足类：1.0	大部分鱼类：0.05 鲷科鱼类、沙丁鱼类：0.1 圆舵鲣：0.2 凤尾鱼、剑鱼：0.3 甲壳类：0.2 双壳贝类和无内脏的头足类：1.0	1.0	1.0
国际食品法典委员会	鱼类：0.3	双壳贝类、无内脏的头足类动物：2.0	食肉鱼：＜1.0 非食肉鱼：＜0.5	
美国	甲壳类：1.5 双壳贝类：1.7	甲壳类：3.0 贝类：4.0	鱼类：0.5	甲壳类：76 贝类：86
韩国	鱼类：2.0	贝类：2.0	鱼类总汞限量：0.5 鱼类甲基汞限量：1.0	

　　从根本上控制水体重金属污染物，必须严格控制工业重金属废气、废水、废渣污染物的排放，严格控制含重金属农药、化肥的使用，加大重点海域、养殖水体的监管力度，完善水产品检测、监督管理体系，禁止重金属污染超标海域水产品捕捞、养殖水产品销售。

　　另外，食用海产品时可注意去除重金属富集程度高的部位，如虾头、贝类和部分鱼类的内脏等。

　　需要说明的是，尽管海产品中可能存在重金属超标现象，但由于人们对海产品的食用量较小，重金属对人体造成的影响可控，一般情况下人体自身的代谢系统也能将其代谢掉。

持久性有机污染物

　　1968 年 6 月到 10 月，日本九州大学附属医院接收了十几位患病原因不明的皮肤病患者，病人初期症状表现为突发性痤疮样皮疹、指甲发黑、皮肤色素沉着。此后全国各地陆续出现类似病人。至 1977 年，日本因此病死亡 30 余人；1978 年，日本确诊患者累计达 1 684 人。日本卫生部门通过尸体解剖，在死者内脏和皮下脂肪中发现了多氯联苯。进一步调查发现，这些化学物质来源于一家食用油加工厂。该工厂管理不善，工人操作失误，致使供人们食用的米糠油中混入了在脱臭工艺中使用的热载体多氯联苯。这就是震惊世界的"日本米糠油事件"。多氯联苯是持久性有机污染物的一种。在环境污染持续加剧的今天，持久性有机污染物因其影响广、危害大的特点，引起了科学家和各国政府的高度关注。

简介

　　持久性有机污染物是指具有环境持久性、生物蓄积性、长距离迁移能力和对生物体有负面效应的有机污染物。持久性有机污染物毒性强，具有较低的水溶性和较高的脂溶性，在自然环境中滞留时间长，极难降解，可通过各种环境介质（大气、水、生物体等）长距离迁移，并沿着食物链蓄积，对人类和动物危害巨大，成为当今人们高度关注的污染物。

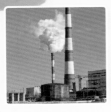 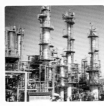 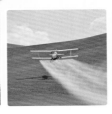 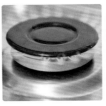 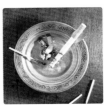

▲ 工业领域的燃烧和焚化　　▲ 工业领域化学品制造　　▲ 农药使用　　▲ 生活领域的燃烧　　▲ 烟草的燃烧

种类与危害

持久性有机污染物有数千种之多。

2001 年，国际社会签署了《关于持久性有机污染物的斯德哥尔摩公约》，同意在全球范围内控制 12 种持久性有机污染物。这些持久性有机污染物分为有机氯农药、工业用化学药品及工业过程和固体废弃物燃烧过程中产生的副产物三大类。2009 年，又有 9 种持久性有机污染物被列入上述全球管控的黑名单。这 21 种持久性有机污染物为艾氏剂、氯丹、滴滴涕、狄氏剂、异狄氏剂、七氯、六氯苯、多氯联苯、灭蚁灵、毒杀芬、多氯代二苯并 - 对 - 二噁英、多氯代二苯并 - 对 - 呋喃、α - 六六六、β - 六六六、商用五溴联苯醚混合物和商用八溴联苯醚混合物、开蓬、六溴联苯、林丹、五氯苯、全氟辛烷磺酸和其盐类以及全氟辛烷磺酰氟。

持久性有机污染物可影响人体各方面的功能发挥。例如，持久性有机污染物会影响人的免疫机能，使内分泌系统功能失衡，损害生殖系统；还具有致癌、致畸的风险。持久性有机污染物可通过母乳传递等影响下一代。

主要来源

持久性有机污染物来源广泛，工业、农业、生活等领域均有可能产生。工业生产领域的燃烧和焚化、化学品制造、工厂污水的排放；农业领域有机氯农药的大量使用；生活领域中的采暖燃料、民用燃气和烟草的燃烧，含氯的生活垃圾和医院废弃物的焚烧，这些都是持久性有机污染物的来源。

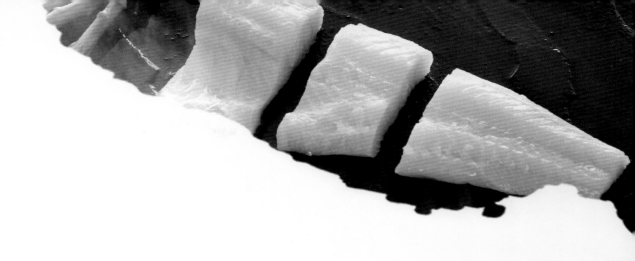

　　持久性有机污染物会在全球范围长距离迁移，并进入动植物体内。从大气到海洋，从湖泊、江河到池塘，从寒冷的南极大陆到荒凉的雪域高原，都可见其踪迹；从苔藓、谷物等植物到鱼类、飞鸟等动物，甚至人奶、血液都可能成为其"窝点"。持久性有机污染物在动物体内蓄积，并通过食物链富集而逐级放大。科学家在双壳类、头足类动物以及鳕鱼、胡瓜鱼、白鲑鱼、梭鲈肌肉都曾检测出持久性有机污染物，而这些被污染的海产品被人食用后都会危害人们的健康。

预防和控制

　　我国制定了《中国履行〈关于持久性有机污染物的斯德哥尔摩公约〉国家实施计划》，学习借鉴国外持久性有机污染物削减控制技术和管理经验。环境保护部门开展了全国持久性有机污染物调查工作，先后实施了滴滴涕替代示范、氯丹和灭蚁灵替代示范、多氯联苯管理与处置示范、医疗废物焚烧二噁英减排示范等国际合作项目。我国严禁工业违规排放，严格控制农业用药，从源头上遏制了持久性有机污染物的产生，取得了显著成效。

　　对环境中的持久性有机污染物还可采用吸附、萃取、蒸馏等物理方法进行控制。物理法对污染物起到转移、浓缩富集的作用，如通过填埋、去表层土和通风去污等方法使污染物转移。物理法常作为一种预处理手段与其他处理方法联合使用。一些化学方法对持久性有机污染的去除更为高效、彻底，但是化学反应条件要求较高，成本大，大规模实际应用困难。生物学方法主要是通过植物和微生物的作用，将环境中的有机污染物降解成或转化为无害物质。生物学方法作用时间长。要想达到预期目的，往往需要几种方法联合使用。同时，需要继续开发清除彻底、无二次污染、成本低、适宜大规模应用的高新技术。

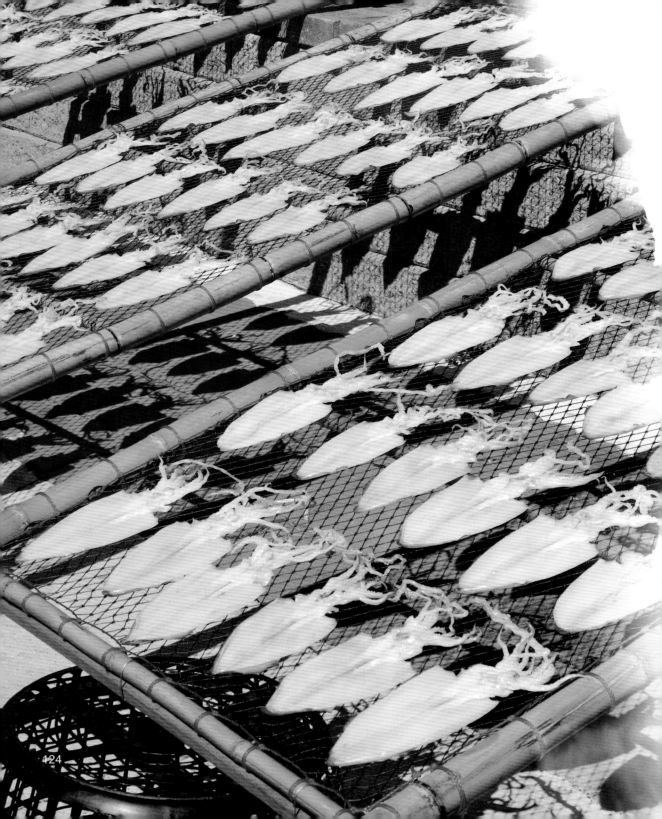

亚硫酸盐和多聚磷酸盐

　　鱼、虾、蟹、贝、藻……海洋将美味和营养赐予勤劳的人们，给人们带来无尽的惊喜。人们在享用海洋的馈赠时，也在思考，在储存、流通过程中如何尽量保持海鲜的品质。作为食品添加剂，亚硫酸盐和多聚磷酸盐在防止生鲜食品脱水、氧化、变色、腐败方面有着不可替代的作用。

简介

　　亚硫酸盐和多聚磷酸盐是常见的水产品保鲜剂。保鲜剂一方面抑制海产品表面微生物的生长，防止海产品腐败变质；另一方面减少海产品的水分散失及氧化变色。

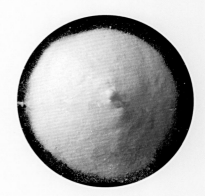

▲ 亚硫酸盐

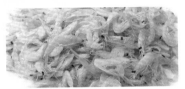
▲ 虾皮

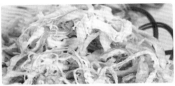
▲ 鱿鱼丝

种类与危害

人为添加的亚硫酸盐在水产品中以游离型和结合型的亚硫酸根离子形式残留。虾类制品（如冻虾仁、烤虾等）是亚硫酸盐的一大应用领域。在虾类制品的加工、贮存过程中，亚硫酸盐有助于其品质和色泽的保持。鱼类制品（如烤鱼片、鱼糜等）、头足类制品（如鱿鱼丝等）也常用亚硫酸盐漂白。

长期摄入亚硫酸盐会破坏维生素 B_1、损害肝脏、造成肠道功能紊乱，易患多发性神经炎、骨髓萎缩、支气管痉挛、哮喘等疾病。亚硫酸盐还可致癌。

目前，复合磷酸盐在世界各国应用广泛。我国已批准使用的磷酸盐共 8 种：三聚磷酸钠、六偏磷酸钠、焦磷酸钠、磷酸三钠、磷酸氢二钠、磷酸二氢钠、酸式焦磷酸钠、焦磷酸二氢二钠。复合磷酸盐就是在食品加工中应用的两种或两种以上的磷酸盐的统称。

复合磷酸盐可以有效降低海鲜肉质因脱水而韧化，减少海鲜因氧化而变色、变味，使其肌肉组织有更佳的保水性。过量使用磷酸盐会使海鲜产生金属涩味、口感粗糙、呈色不良；而且过多摄入磷酸盐将危害身体健康。科学研究已经证实，磷酸盐的过量摄入会导致肾结石等肾脏方面的疾病。

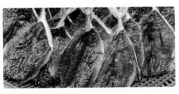
▲ 鱼干

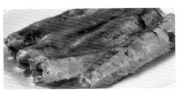
▲ 鱼罐头

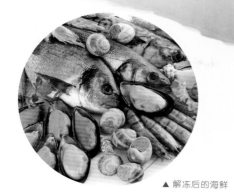

▲ 解冻后的海鲜

预防和控制

目前我国的食品安全法规中尚未具体规定水产品中亚硫酸盐残留量，在虾类制品质量监督抽查中通常参考国际食品法典委员会的标准，即生制品可食性部分亚硫酸盐的含量不大于 100 毫克／千克，熟制品的可食性部分亚硫酸盐的含量不大于 30 毫克／千克。

欧盟规定冷冻水产品中磷酸盐的最大使用量为 5 000 毫克／千克，在水产品罐头、鱼糜肠类中的最大使用量为 1 000 毫克／千克。国际食品法典委员会规定磷酸盐在水产品中（冷冻水产品、熟制水产品、预制水产品、水产品罐头等）使用限量均为 2 200 毫克／千克。我国《食品安全国家标准食品添加剂使用标准》（GB 2760—2014）规定在冷冻水产品和冷冻鱼糜制品中的最大使用量为 5 000 毫克／千克，在预制水产品和水产品罐头中的最大使用量为 1 000 毫克／千克。

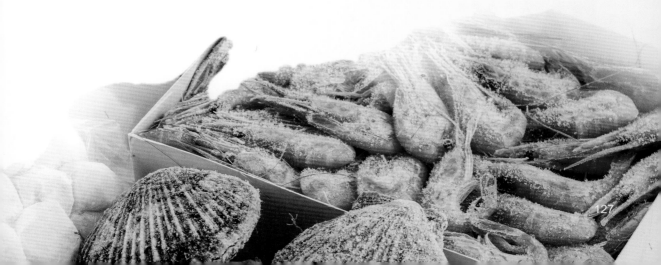

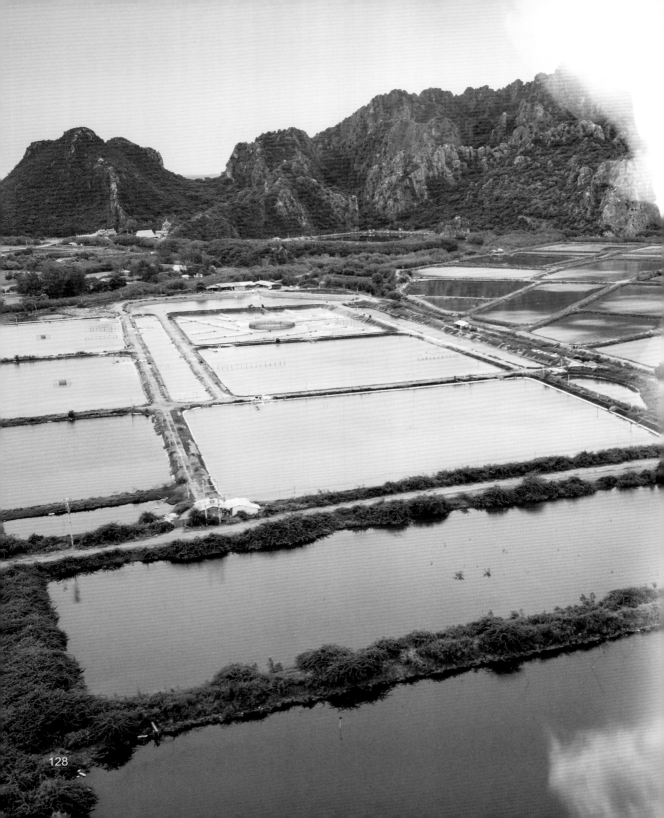

养殖水产品使用的渔药

2002 年，欧盟全面禁止进口我国的动物源性食品，原因是欧盟进口我国的虾中氯霉素超标。2006 年，宁波慈溪某进出口公司的 27.5 吨冻烤鳗被检测出硝基呋喃类代谢产物超标，遭到日本方面退货，造成的损失高达 54.6 万美元。这些巨额损失，都是渔药残留惹的祸。

水产养殖过程中的病害防治、运输过程中的水质改善、加工过程中的消毒处理，都会用到一些药物。这些药物经体表或肠道进入水产品体内且不一定能被完全排出，从而蓄积在水产品内，即产生药物残留。渔药的不规范使用带来很多问题，如违禁药物及过量药物进入人体及环境，给人们的健康、渔业的长远发展和生态系统带来危害。

种类与危害

在我国，目前所使用的渔药主要有消毒剂、水质（底质）改良剂、驱杀虫剂、抗菌药及中草药五大类。

消毒剂约占渔药使用量的 35%。生石灰便是一种传统的消毒剂，此外还有含氯消毒剂、含溴消毒剂、含碘消毒剂及醛类消毒剂。驱杀虫剂可以杀灭寄生于水产动物体表或体内的生物，这类渔药含有有机磷、咪唑类、重金属以及某些氧化剂等。抗菌药对病原菌具有抑制或杀灭作用，可用来治疗细菌性传染病，具体可分为天然抗生素（如庆大霉素、土霉素等），半合成抗生素（如利福平、氨苄西林等），以及人工合成的抗菌药（如磺胺类药物、喹诺酮类药物等）。长期使用抗菌类药物可能导致病原菌产生耐药性。中草药也有着广泛的应用，其毒副作用较小。

在我国，常被检测出有残留的渔药有磺胺类、喹诺酮类、四环素类、氯霉素类、硝基呋喃类和孔雀石绿。磺胺类、喹诺酮类、四环素类是我国允许使用的渔药，而氯霉素类、硝基呋喃类和孔雀石绿在我国禁止使用。

磺胺类药物是具有氨基苯磺酰胺结构的一类药物的总称。其进入人体后会与人体内蛋白质结合，轻者可能出现发热、关节病及多种形式的药疹（如荨麻疹、红斑等），严重的会出现剥脱性皮炎，甚至引起休克危及生命。

喹诺酮类药物包括诺氟沙星、环丙沙星、氟甲喹。该类药物可阻遏细菌细胞分裂，导致细菌死亡。在鱼体内，喹诺酮类药物较难清除。喹诺酮类药物具有潜在致癌性，且可导致呼吸肌无力而危及生命。

四环素类抗生素包括四环素、土霉素、金霉素等，由放线菌产生，具有广谱抗菌活性。人长时间摄入四环素残留超标的食品后，会产生多种急、慢性中毒，导致多种器官的病变。该类抗生素会导致重复感染的发生，如鹅口疮、尿路感染、霉菌性呼吸道炎、葡萄球菌肠炎等；同时也会引起脂肪肝、胰腺炎以及"四环素牙"等。

氯霉素类抗生素是一类包括氯霉素以及一系列氯霉素衍生物的广谱高效抗菌药物。该类抗生素对人的骨髓细胞、肝细胞具有毒性作用。

硝基呋喃类药物对大多数革兰氏阴性菌、革兰氏阳性菌、真菌等病原体均有杀灭作用。该类药物对人体有致癌、致畸等副作用。

孔雀石绿是三苯甲烷类化合物，可作染料，也可用以杀灭细菌、真菌、寄生虫，可致人体癌变。孔雀石绿对水生生物的水霉病、鳃霉病、小瓜虫病、指环虫病、车轮虫病、斜管虫病等有很好的预防效果，且成本低，所以一些养殖者常违法使用。

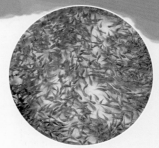

▲ 鱼苗

预防与监管

磺胺类。我国陆续颁布了《农产品质量安全法》《动物防疫法》《兽药管理条例》《饲料和饲料添加剂管理条例》等法律及规范。我国农业部第 235 号公告规定动物食品中磺胺类药物总量不得超过 100 微克／千克。在各级部门的齐抓共管下，磺胺类药物的使用日益规范。

喹诺酮类。美国等一些国家不允许这类药物用于水产养殖业。欧盟在 508/1999 号法规中规定了喹诺酮类药物的最高残留限量：环丙沙星和恩诺沙星共 30 微克／千克，丹诺沙星 300 微克／千克，沙拉沙星 10 微克／千克，氟甲喹 50 微克／千克。我国水产养殖业中，喹诺酮药物已经很少使用。

四环素类。我国及欧盟有关食品安全法规规定，四环素类抗生素在牛奶和动物肌肉中残留总量不得超过 100 微克／千克；美国食品药品监督管理局规定四环素、金霉素、土霉素在动物肌肉中残留总量不超过 2 微克／克。

氯霉素类。美国、欧盟、日本等都在不断降低氯霉素的检出限。例如，欧盟由原来规定的 10 微克／千克改为 1 微克／千克，继而又降至 0.1 微克／千克，比原标准提高了 100 倍。在我国，规定氯霉素在动物性食品中不得检出。水产品中氯霉素的违规使用已经得到了有效遏制。

硝基呋喃类和孔雀石绿。我国于 2010 年 3 月 22 日将硝基呋喃类药物呋喃唑酮、呋喃它酮、呋喃妥因、呋喃西林列入违法添加的非食用物质黑名单。农业部多次采取专项治理行动，重点打击水产养殖及育苗过程中使用孔雀石绿、硝基呋喃类代谢物、氯霉素等禁用药物。国务院办公厅印发了《2016 年食品安全重点工作的安排》，开展"三鱼两药"（鳜鱼、大菱鲆和乌鳢养殖中非法使用孔雀石绿、硝基呋喃）的治理工作。目前，水产品中硝基呋喃类药物和孔雀石绿的违规使用得到有效的治理。

副溶血弧菌

1950 年，日本大阪发生了第二次世界大战以后最严重的集体食物中毒事件。患者都食用了青鱼干，随后出现剧烈腹痛及下痢症状。最后统计共有 272 人发病，其中有 20 人死亡。1953 年，大阪大学的藤原恒三郎教授从鱼干样品中分离到一种新细菌 —— 肠炎弧菌。1963 年，日本国立传染病研究所证明了此种细菌属于弧菌属，将其名称改为副溶血弧菌。在许多沿海国家，副溶血弧菌成为导致细菌性食物中毒的首位病原菌。

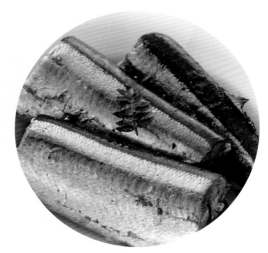

▲ 腌鱼

简介

副溶血弧菌属于弧菌科弧菌属，为革兰氏阴性菌，是一种嗜盐性细菌，广泛存在于海水、海底沉积物以及各种海鲜中。该菌通常呈弧杆状、杆状；有鞭毛，具有运动能力；不产芽孢；最适宜的生长条件为 30℃～ 37℃，pH 7.5 ～ 8.5，盐度 20 ～ 30。副溶血弧菌生命力强，在抹布和砧板上可存活 1 个月以上，海水中可存活 40 多天。

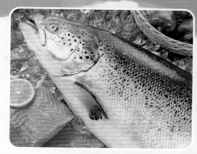

▲ 三文鱼和三文鱼肉

主要来源

　　副溶血弧菌在海洋中广泛存在。通过海鲜如鱼、虾、蟹、贝、海蜇等，进入食用者的体内。副溶血弧菌主要存在于海产动物的体表或者肠道内。我国华东地区沿海水中的副溶血弧菌检出率为 47.5% ～ 66.5%。近年来随着海鲜市场流通便捷性的提高，内地也时有副溶血弧菌所导致的食物中毒事件发生。副溶血弧菌还可存在于盐分含量较高的腌制食品中，如咸菜、腌鱼等。食用肉类或蔬菜而致病者，多是食物容器或砧板被污染的缘故。加工海鲜的案板上副溶血弧菌的检出率高达 87.9%。

种类与危害

　　副溶血弧菌种类繁多，采用菌体的 O 抗原和荚膜的 K 抗原来进行血清分型，已区分出 13 个 O 群（O1 ～ O13）和 71 种 K 型；目前，O 群与 K 型的组合已发现有 75 种。1996 年，印度的加尔各答市发现了一种独特的 O3:K6 血清型。该血清型迅速在亚洲以及美洲的多个国家蔓延，危害很大。

　　副溶血弧菌感染可引发急性肠胃炎、伤口感染和败血症。肠胃炎主要表现为胃部痉挛、呕吐、腹泻和发低烧等。此类症状可持续 3 天左右，患者一般无须治疗即可康复。但是若病情持续得不到缓解，患者可能会发生脱水，皮肤干燥及血压下降，甚至休克；少数病人可能出现神志不清、痉挛等现象，抢救不及时可能死亡。伤口感染主要发生在渔民带伤捕鱼的情况下。副溶血弧菌进入血液并散布到全身，引发败血症，最终导致失血性休克、全身多器官衰竭，甚至

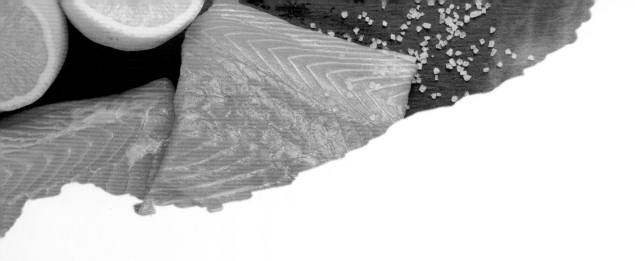

发生死亡。肝病、糖尿病、癌症患者以及刚做过手术的人感染副溶血弧菌后，更容易发生败血症。

　　副溶血弧菌感染者仅在患病初期病原菌排放较多，其后细菌排放迅速减少，所以不会因感染者散布病原菌而造成疾病大范围暴发。

预防与控制

　　温度低于 4℃时，副溶血弧菌生长停止。因此，鲜活海鲜短期贮藏于 4℃以下，长期贮藏于 -20℃以下，可有效控制副溶血弧菌的繁殖。加热处理也是有效的灭菌手段。100℃加热 1 分钟即可杀死副溶血弧菌，但 80℃加热则需 15 分钟才行。为了避免感染副溶血弧菌，建议将水产品彻底加热后再食用。

　　副溶血弧菌在 pH 低于 6.0 的酸性环境中生长受抑制。在烹饪过程中加适量食醋有助于抑制副溶血弧菌。

　　处理和加工海鲜时应注意生熟分开，避免交叉污染。此外，加工海鲜的案板上副溶血弧菌的检出率极高，因此，加工海鲜的器具必须严格清洗、消毒。

　　若不慎感染副溶血弧菌，需要及时就医治疗以利于病情的控制。

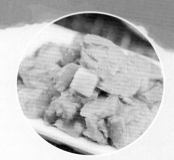

▲ 金枪鱼罐头

肉毒杆菌

它是已知的毒性最强的蛋白质之一，可用于研制生化武器；但它又具有神奇的祛皱功效，成为美容界的宠儿。这种集"魔鬼"与"天使"于一身的物质就是肉毒杆菌毒素。它是由一种致命菌 —— 肉毒杆菌产生的。

简介

肉毒杆菌，是一种分布广泛的革兰氏阳性厌氧芽孢菌。其芽孢在水、土壤和动物的粪便中都有存在。水和土壤中的芽孢，是造成食物污染的主要来源。肉毒杆菌在厌氧环境下能够大量繁殖，产生毒性蛋白 —— 肉毒杆菌毒素。肉毒杆菌毒素可危害控制肌肉收缩的神经，致使全身肌肉麻痹，进而导致血压下降、意识丧失甚至呼吸停止。

肉毒杆菌生长的适宜温度为 25℃～ 37℃，适宜 pH 为 6 ～ 8.2。当 pH 低于 4.5 或超过 9、温度低于 15℃或超过 55℃时，肉毒杆菌无法繁殖和产生毒素。食盐能抑制肉毒杆菌的生长和毒素的产生，但不能破坏已生成的毒素。

肉毒杆菌芽孢生命力很强。干热 180℃ 5 ～ 15 分钟、湿热 100℃ 5 小时、高压蒸汽 121℃ 30 分钟，才能杀死肉毒杆菌芽孢。

日益普及的真空包装食品及罐装食品，如火腿、香肠、鱼罐头等，提供了一个厌氧且营养丰富的环境。这类食品在制作过程中一旦被肉毒杆菌污染，且在食用前没有经过充分加热等消毒处理，就存在导致食物中毒的巨大风险。

种类与危害

根据所产生的毒素的抗原性不同，肉毒杆菌可分为 7 种类型：A、B、C（Cα 和 Cβ）、D、E、F、G。能致人中毒的有 A、B、E、F 4 个类型，其中以 A 型和 B 型最为常见。G 型肉毒杆菌极少被分离到。我国肉毒杆菌食物中毒大多是由 A 型肉毒杆菌引起的。

肉毒杆菌可产生已知最剧烈的毒素，毒性是有机磷神经毒剂 VX 的 1.5 万倍和沙林的 10 万倍。肉毒杆菌毒素并非由活细菌释放。细菌细胞内产生的是无毒的毒素前体。细菌死亡自溶后，毒素前体游离出来，被肠道中的胰蛋白酶等激活后方具有毒性。肉毒杆菌毒素能抵抗胃酸和消化酶的破坏，在正常胃液中 24 小时仍具毒性，且可以被肠道吸收。肉毒杆菌进入人体后，潜伏期为 18～72 小时。感染者先感到乏力、头痛，随后出现复视、斜视、眼睑下垂等症状，之后咀嚼、吞咽困难，进而呼吸窘迫。

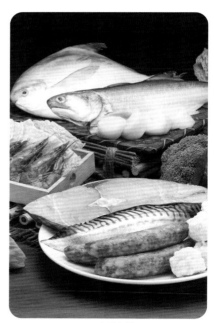

▲ 肉类食品

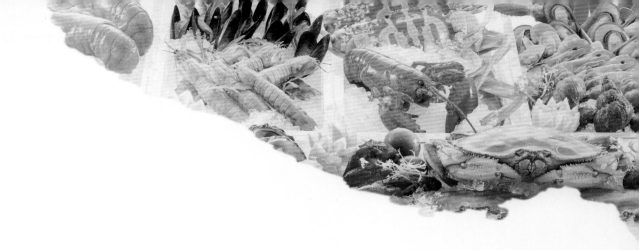

预防和控制

　　使用疫苗是预防肉毒杆菌毒素中毒的较为有效的办法。而针对肉毒杆菌毒素的抗体对治疗肉毒杆菌中毒也有一定的效果。此外，能够抑制肉毒杆菌毒素活性的拮抗剂的研发也成为学者关注的焦点。

　　肉毒杆菌是一种厌氧菌，氧气越充足的地方，肉毒杆菌就越难以生存。而且细菌本身和肉毒杆菌毒素均不耐高温，所以只要对食物进行充分加热，肉毒杆菌便不足以威胁人类健康。

　　目前我国尚未出台有关肉毒杆菌毒素的食品检测规定。因此，人们在日常生活中更要注意，防止食物被其污染，拒绝食用过期变质的食物，尤其是罐头制品。

肉毒杆菌毒素的应用

　　肉毒杆菌毒素让人们谈之色变的毒性并不能阻挡人们对其开发和应用。在医学界，肉毒杆菌毒素能在神经肌肉接头处阻滞神经末梢释放神经递质乙酰胆碱，使肌肉麻痹。因此，可用于治疗肌肉过度或异常收缩引起的疾病，如面部抽搐、眼肌痉挛等。而且，肉毒杆菌在美容界已广泛应用。肉毒杆菌除皱术主要是治疗早期皱纹，特别是抬头纹、眉间纹和鱼尾纹，适用于 35 岁以下的女性。

肉毒杆菌毒素祛皱作用的发现

　　肉毒杆菌在医学界最早被应用于治疗因眼部肌肉痉挛产生的眼球震颤，1987 年，一位名叫卡露瑟斯的女医生在用肉毒杆菌治疗她的病人时，惊奇地发现患者眼部的皱纹淡了，她将这一发现告诉了作为皮肤科医生的丈夫，于是这位皮肤科医师尝试将低剂量的肉毒杆菌注射到其助理的脸部，结果成功去除了助理眉间的皱纹。肉毒杆菌的美容祛皱作用就这样被人们发现，并逐渐被引用到整容手术中。

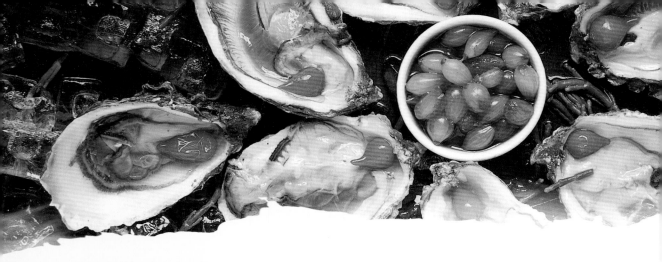

甲型肝炎病毒

由甲型肝炎病毒（简称甲肝病毒）引起的甲型肝炎（甲肝）是人畜共患的世界性传染病。全世界每年发病者超过200万人。早在20世纪50年代，科学界就已经认识到食用海鲜可感染病毒性疾病。1955年瑞典暴发甲肝，并确认是食用污染的牡蛎所致。在我国上海市，1988年甲肝暴发流行，约30万人染病，这是由于食用不洁毛蚶引起的。英国东南部约25%的甲肝与食用贝类有关。

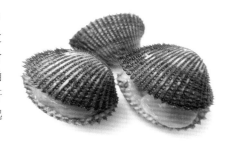

▲ 毛蚶

简介与来源

甲肝病毒是小RNA病毒科的一员，属于肝病毒属。甲肝病毒呈对称20面颗粒状，直径27～32纳米。甲肝病毒不会因地理位置或细胞培养条件等发生较大变异。甲肝病毒对醛类、碘类、过氧化物及环氧乙烷等消毒剂和紫外线，微波，γ射线等较敏感，但对酸、醇、醚、氯已定等有一定耐受性。100℃沸水中处理1分钟以上，甲肝病毒即可被灭活。但灭活存在于食物或衣物中的甲肝病毒则需延长加热时间。甲肝病毒低温下可长期存活，其传染性亦不被破坏。

甲肝病毒能够随着生活污水进入海洋，并且能够在海水中存活数周之久，通过污染水源、海鲜、食具等可造成甲肝散发性流行或暴发流行。贝类是滤食性动物，能够将周围水环境中的甲肝病毒富集在体内，在消化腺中积累。科学家在远离海岸12海里、水深10多米处采集的贝类肠道中曾分离出甲肝病毒。

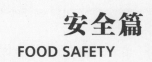

传播与危害

甲肝病毒主要经粪—口途径传播，经血途径传播机会甚少。一般情况下，日常生活接触是散发性发病的主要原因，因此在幼儿园、学校、部队等集体单位中甲肝发病率高。甲肝病毒可通过水和食物传播，而贝类等是甲肝暴发流行的主要传播载体。

甲肝的临床表现多从发热、疲乏和食欲不振开始，继而出现肝肿大、压痛、肝功能损害，部分患者可出现黄疸。甲肝病毒经粪—口途径侵入人体后，先在肠黏膜和局部淋巴结增殖，后进入肝脏，使肝细胞受损。随着血清中特异性抗体的产生，病毒会逐渐失去活性，传染性也逐渐消失。

预防控制与治疗

我国在控制甲肝方面已经取得显著的成就，甲肝病毒减毒活疫苗在我国已应用 20 余年。注射疫苗是有效的预防手段。

贝类是甲肝病毒的主要传播媒介，这与人们生食或加热不彻底即食用密切相关。在食用贝类时充分加热可降低感染病毒的风险。对一些自身易携带致病菌的食物如贝类、蟹类等海鲜，食用时一定要煮熟蒸透。

甲肝是自限性疾病，应避免饮酒、疲劳和使用损肝药物。其治疗强调患病初期卧床休息，至症状明显减退，可逐步增加活动，以不感到疲劳为原则。急性黄疸型肝炎应住院隔离治疗。

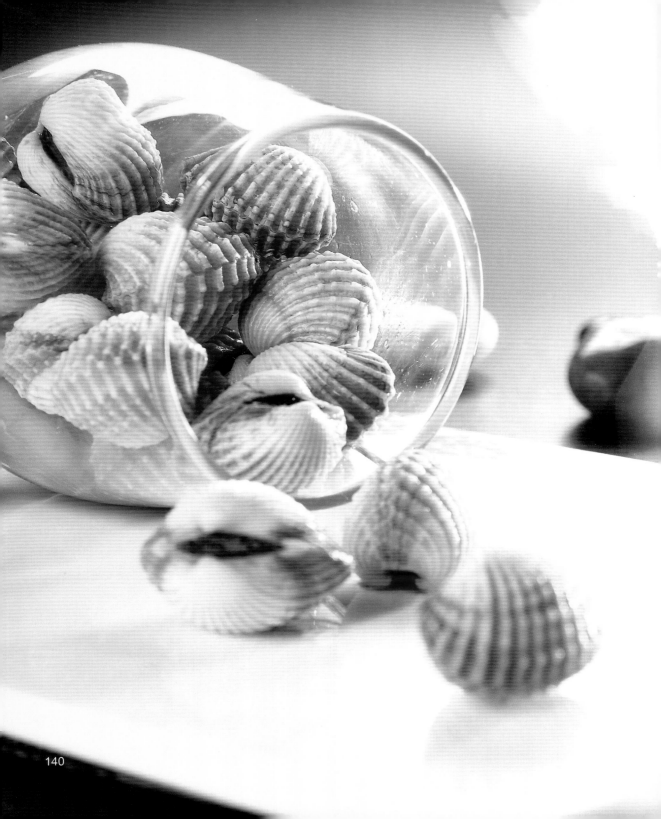

诺如病毒

  1968 年，美国俄亥俄州诺瓦克镇一所学校发生了一起集体性腹泻事件。科学家从患者粪便中分离出一种新的病原 —— 诺如病毒（最早被命名为诺瓦克病毒）。2006 年，日本、新加坡、意大利等地相继暴发了与食用贝类有关的诺如病毒集体感染事件。特别是日本，不到两个月累计有 35.76 万人感染了该病毒。1995 年，我国报道了首例诺如病毒感染事件。近年来，在我国，诺如病毒的暴发性传染日益严重，尤其是在儿童群体中。诺如病毒是引起非细菌性腹泻暴发的主要病原。

简介

  诺如病毒为杯状病毒科的单股正链 RNA 病毒，球形，其直径为 26 ～ 35 纳米，无包膜，表面粗糙。根据基因组的聚合酶区和衣壳蛋白区序列，诺如病毒被分为 GⅠ、GⅡ、GⅢ、GⅣ、GⅤ 5 种类型。GⅠ、GⅡ 和 GⅣ 型可感染人类，其中 GⅠ 和 GⅡ 型诺如病毒是引起人急性胃肠炎暴发的主要病原，10 ～ 100 个病毒粒子即可引发感染。诺如病毒感染具有发病急、传播速度快、涉及范围广的特点。

病毒来源、传播及危害

　　诺如病毒可通过粪便、水体、食物途径传播，感染各年龄组人群。双壳贝类如牡蛎、扇贝、毛蚶、花蛤、血蚶、竹蛏、圆蛤等均是诺如病毒常见的宿主。双壳贝类属于滤食性动物，易受到环境污染的影响。水中的病毒、细菌等微生物通过贝类摄食，不断富集于贝类的消化道，使得贝类成为肠道微生物的传播媒介，易引起传染病的发生。

　　在人口密度较高的地方，如学校、医院、养老院、军队等封闭或半封闭社区，诺如病毒导致的急性胃肠炎容易大面积暴发。

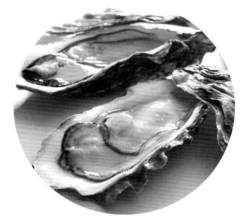

▲ 牡蛎

　　诺如病毒感染人体后，潜伏期一般为 24 ～ 48 小时，最长 72 小时。感染者发病突然，主要症状为发热、呕吐、腹痛和腹泻。儿童患者症状多为呕吐，成年患者症状则以腹泻居多。诺如病毒还可导致头痛、寒战、肌肉痛甚至脱水等症状。

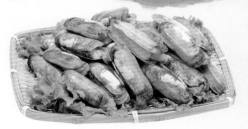

▲ 竹蛏

预防与监管

诺如病毒在动物体外无法增殖。粪便等污染物随水流入近海，致使入海口处和浅水域成为病毒污染的风险区。故应尽量选食深海贝类或远离入海口养殖的贝类，以降低感染诺如病毒的风险。

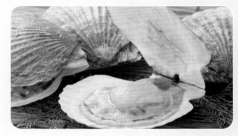

▲ 扇贝

滤食性贝类能够从水中富集诺如病毒，是诺如病毒重要的传播媒介。诺如病毒不耐热，充分加热可将其灭活。所以，烹熟食物是预防诺如病毒感染的有效手段。

养成良好的卫生习惯。用肥皂洗手是预防诺如病毒感染的有效方法。

万一感染了诺如病毒，一般只需要避免脱水，好好休息就不会有大问题。缓解脱水症状不能仅靠喝白开水，因腹泻流失的电解质（盐分）也需要补充。如果病症加重，一定要去医院就诊。

抗生素可用于治疗诺如病毒感染吗？

抗生素对诺如病毒毫无作用，还会帮倒忙。因为诺如病毒不怕抗生素，而抗生素还会杀死肠道内的正常菌群，造成肠道菌群紊乱，进而加重腹泻。

143

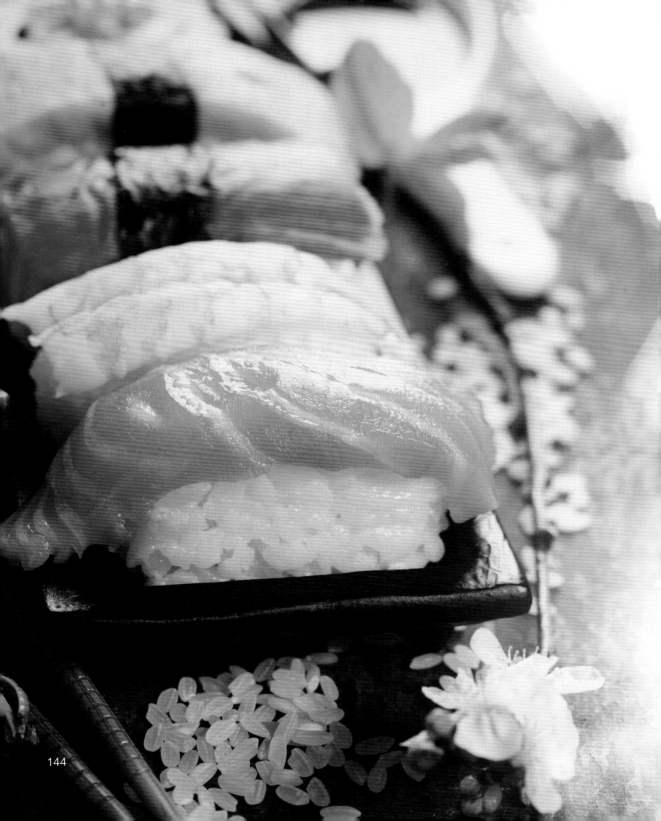

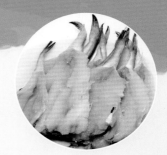

▲ 生鱼肉

异尖线虫

异尖线虫又名海兽胃线虫，是海产品中对人体危害较大的一类寄生虫。1960年荷兰首次报道人感染异尖线虫的病例，并指出这种病原体可寄生于海鱼。随后大量病例被发现。人感染异尖线虫的病例见于全球 20 多个国家，其中日本病例最多，其后依次为韩国、荷兰、法国、德国；其他国家如美国、英国、挪威等也有报道。我国已报道多种海鱼有异尖线虫寄生，但尚未见人感染异尖线虫的病例，可能与较少生食海鱼有关。1993 年，异尖线虫病被列入《中华人民共和国禁止进境的动物传染病、寄生虫病名录》。

异尖线虫呈全球性分布，在海洋动物体内广泛存在。海鱼中异尖线虫的高感染率以及食用生鱼片风尚的兴起，使人极易感染异尖线虫，需引起人们的高度重视。

简介

异尖线虫病为蛔目异尖科异尖亚科中某些种的幼虫感染引起。海鱼体内异尖线虫幼虫活体为黄白色，口唇还未发育完全。

异尖线虫成虫寄生于海洋哺乳动物消化道中，虫卵随终宿主粪便排入海水，孵化并发育成营自由生活的第一期幼虫。第一期幼虫蜕皮一次变成第二期幼虫，被第一中间宿主 —— 磷虾等甲壳动物吞入，在其体内发育为非感染性第三期幼虫。甲壳动物体内的异尖线虫幼虫多以自由状态存在，并不结囊。海鱼及某些软体动物如乌贼食入带虫的第一中间宿主，成为异尖线虫的第二中间宿主。这些非感染性幼虫在第二中间宿主体腔中转化为感染性幼虫，并在其周围形成白色纤维囊。若第二中间宿主被终末宿主吞食，即在终末宿主胃黏膜上逐渐发育成第四期幼虫和成虫。

海鲜食用宝典
GUIDEBOOK TO THE RELISH OF SEAFOOD

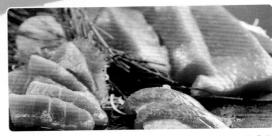

▲ 生鱼肉

主要来源

　　四五十种海洋哺乳动物、300 多种海鱼及软体动物、20 余种甲壳动物都是异尖线虫的潜在宿主。异尖线虫幼虫多寄生于鱼的肝、肠、肌肉等部位，在牙鲆、黑头鱼、鲅鱼、鲱鱼、鳕鱼、鲑鱼、鲐鱼、带鱼、鳗鱼、黄花鱼、沙丁鱼、秋刀鱼和乌贼中广泛存在，其中牙鲆、黑头鱼、鲅鱼、鲱鱼、鳕鱼感染率最高。在我国四大海域，有数十种鱼体内寄生有异尖线虫。其中南海鱼类和渤海鱼类中异尖线虫幼虫的检出率分别为 60.2% 和 55%，说明这两个海域中的鱼类异尖线虫携带率相当高。值得注意的是，现在淡水鱼中也有异尖线虫检出的报道，对人类生活又将造成新的威胁。

主要危害

　　人们误食生有异尖线虫的鱼等海产品，可感染异尖线虫病，并且感染部位不同表现出不同的症状。

　　胃异尖线虫病：上腹部疼痛或绞痛反复发作；常伴有恶心、呕吐；少数还会出现下腹疼痛，偶尔会发生腹泻。

　　肠异尖线虫病：多发生在误食携带异尖线虫的食物后 1～5 天内，突然出现剧烈的腹痛、腹胀、恶心、呕吐、低热，继而出现腹泻。

　　食管异尖线虫病：感染后感觉心窝疼痛、胸骨下刺痛，嗳气。在食管下段会发现白色虫体。

　　肠外异尖线虫病：异尖线虫幼虫进入腹腔，移行至肝脏、胰腺、肠系膜、卵巢、口腔黏膜等，引起腹膜炎嗜酸性肉芽肿和皮下肿块。

预防与监管

　　预防异尖线虫病的最好办法是不生食水产品。异尖线虫对低温和高温的适应能力较差。通常情况下，55℃加热 10 ～ 60 秒或60℃加热数秒即可将其杀死。因此，充分加热水产品可避免被异尖线虫感染。也可以选择冷冻法杀死异尖线虫。欧盟规定生食海产品前,海产品必须在 -20℃冻藏至少 24 小时；美国食品药品监督管理局要求，海产品如若不经 60℃以上的热处理，则必须在 -35℃冻藏 15 小时或在 -23℃存放至少 168 小时（7天）后方可食用。

　　目前尚无治疗异尖线虫病的特效药物；应及早检查，发现虫体后立即钳出。对肠异尖线虫病采用保守疗法，在抗感染与抗过敏处理的同时密切观察病情，一旦发现有肠穿孔、腹膜炎或肠梗阻等并发症，应立即手术治疗。

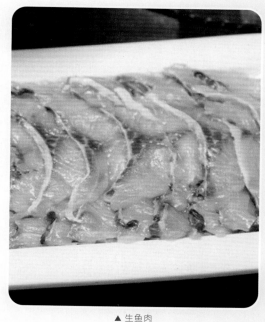

▲ 生鱼肉

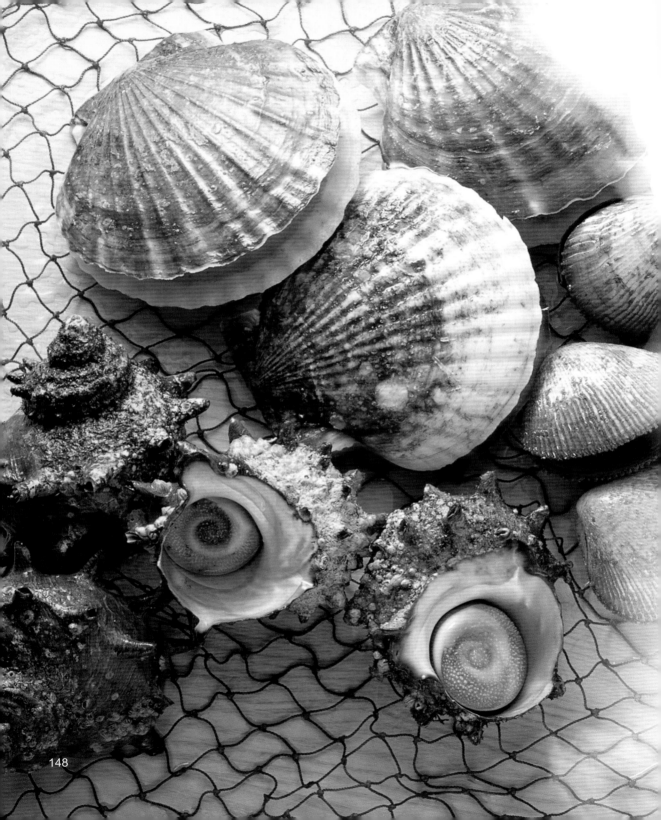

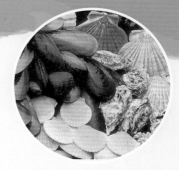

▲ 海贝

贝类毒素

"海中牛奶"牡蛎、"天下第一鲜"文蛤、"餐桌上的软黄金"鲍鱼……贝类家族中的很多成员在美食界都享有盛名。但是，食用贝类而中毒的情况时有发生，这使得人们在享用这些美味时有所顾忌。贝类毒素——一类小分子化合物，就是人们需提防的主要对象。

主要来源

如果你认为贝类毒素是贝类自身产生的，那就错了。制造这类"毒药"的是海洋中体型微小到人肉眼无法辨识的、可导致赤潮暴发的微藻。在目前已知的海洋微藻中，可产生毒素的就有近百种，主要为甲藻和硅藻，尤以甲藻居多。无辜的贝类摄食这些有毒微藻后，毒素在体内富集，最终威胁到食客的安全。

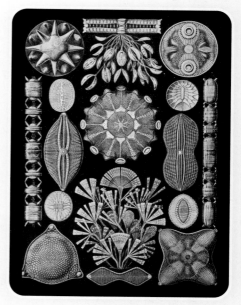

▲ 硅藻

149

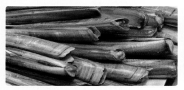

▲ 竹蛏

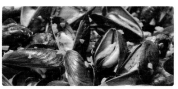

▲ 贻贝

种类与危害

根据中毒症状的不同，贝类毒素传统上被划分为四大类：麻痹性贝类毒素、腹泻性贝类毒素、遗忘性贝类毒素和神经性贝类毒素，其中麻痹性贝类毒素和腹泻性贝类毒素是我国贝类中毒事件的主要凶手。

麻痹性贝类毒素主要由涡鞭毛藻、莲状原膝沟藻、塔马尔原膝沟藻等甲藻产生，是世界上毒性最强、引起中毒事件频率最高的贝类毒素。有一种石房蛤毒素，毒性竟是眼镜蛇毒素的 80 倍。当人们食用含有这种毒素的贝类后，会发生神经性中毒的症状。中毒后的半小时内，人会感觉嘴唇刺痛或麻木，这种感觉会逐渐扩散到面部和颈部，并伴随头晕、恶心、腹泻等症状。严重的，还会出现肌肉麻痹、呼吸困难，甚至死亡。

迄今发现有 10 余种腹泻性贝类毒素，主要由鳍藻属和原甲藻属中的有毒甲藻产生。当人们食用含有这类毒素的贝类后，会出现腹泻、腹痛、呕吐等症状。有一些腹泻性贝类毒素通过作用于人体的酶类系统而影响生理功能，有一些则会对肝脏或心肌造成损害。

遗忘性贝类毒素主要由菱形藻属和拟菱形藻属的硅藻产生。人们食用含有这类毒素的贝类后，会出现腹痛、腹泻、眩晕、昏迷、记忆短暂丧失等症状。人类对该毒素可耐受的最大限量为 20 毫克／千克。美国、加拿大等国家制定的安全食用标准为每克可食用贝类组织中遗忘性贝类毒素含量不超过 20 微克。

神经性贝类毒素主要由短裸甲藻产生，多富集于帘蛤和巨牡蛎体内。和以上几种贝类毒素相比，神经性贝类毒素中毒事件较为罕见。其毒性小，虽然会使人产生气喘、咳嗽等以神经麻痹为主的症状，但未见有致死的报道。

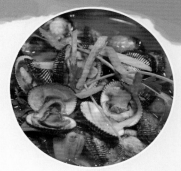

▲ 毛蚶

预防与监管

目前，尚无有效的贝类毒素解毒剂，因此预防贝类毒素中毒事件的发生尤为重要。有毒微藻大规模、急剧增殖后，暴发有害赤潮。毒素会在生活于该海域的贝类中迅速累积。所以，应避免食用该海域出产的贝类。

贝类毒素更喜欢"窝藏"在贝类的消化腺中。含有毒素的扇贝中，消化腺中的毒素含量是扇贝柱（闭壳肌）中的数十倍。因此，食用贝类时去除消化腺可以有效降低中毒风险。

烹饪前给贝类彻底"洗个澡"，清除附着的藻类，都是预防中毒的必要措施。

很多国家都制定了严格的贝类毒素限量标准，出台了完备的监管措施，颁布了一系列法律法规。在我国，农业部发布的《无公害食品 水产品中有毒有害物质限量》对食品中麻痹性贝类毒素的限量做了规定，而腹泻性贝类毒素不得检出。

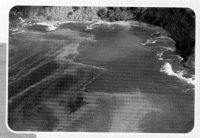

▲ 赤潮

赤潮

赤潮，也称红潮，通常指一些海洋微藻、原生动物或细菌在水体中过度繁殖或聚集而令海水变色的现象。赤潮降低了海水透光率，增加了海水黏度；赤潮生物死亡降解消耗大量氧气，导致海洋生物窒息而死；有毒赤潮藻类分泌的毒素还可导致其他海洋生物中毒死亡。

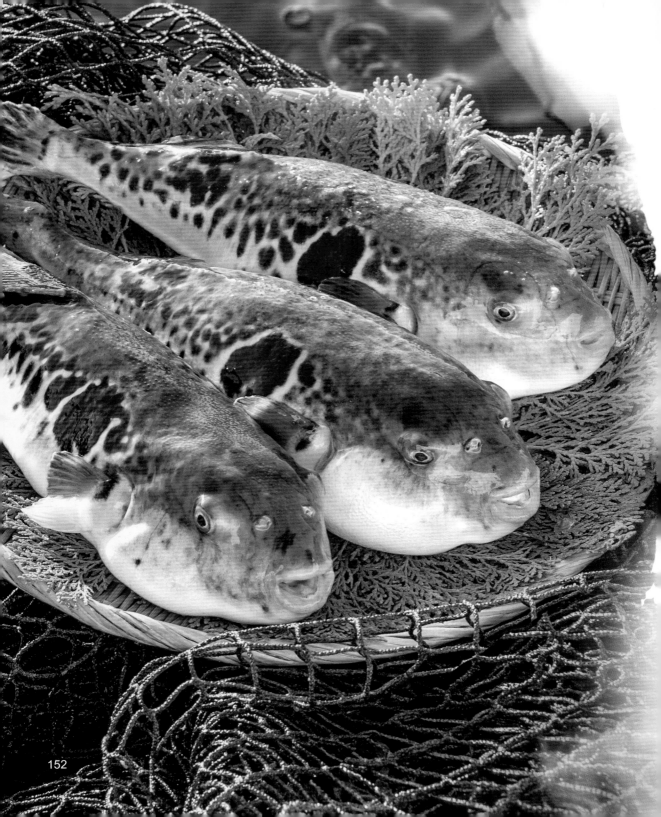

河鲀毒素

　　人们食用河鲀的历史悠久。"不食河鲀，焉知鱼味；食了河鲀，百鲜无味"便是对河鲀味道的赞美。但是，河鲀虽然味美诱人，吃起来却让人胆战心惊，原因在于其体内含有一种剧毒的神经毒素 —— 河鲀毒素。1972 ～ 1993 年，仅日本就有 1 258 人中毒，其中 279 人死亡。我国也有河鲀毒素中毒事件发生，最高为 1993 年，死亡 147 人。

简介

　　河鲀毒素于 1909 年由日本学者田原良纯首先从河鲀卵巢中分离获得。随后，哈佛大学、名古屋大学及东京大学的科学家分别独立完成了对河鲀毒素结构的测定。河鲀毒素是一种氨基全氢喹唑啉型化合物，为白色结晶，无臭无味，微溶于水，不溶于有机溶剂；在酸性条件下稳定，在碱性条件下不稳定。河鲀毒素毒力约是氰化钠的 1 250 倍。河鲀毒素被人体吸收后迅速作用于神经系统，可高选择性和高亲和性地阻断神经钠离子通道，阻遏神经传导，导致人神经麻痹而死亡。

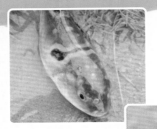

◀ 弓斑东方鲀

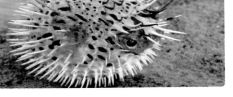

▲ 刺鲀

主要来源

大多数研究者认为，河鲀毒素并不是河鲀自己"制造"的，而是由假交替单胞菌属的细菌产生的。海水环境中，广泛分布着这类细菌。棘皮动物、贝类等生物通过摄食，摄入此类细菌并与之共生。这类细菌和生物又可被河鲀摄食，使得河鲀毒素在其体内蓄积。也就是说，河鲀体内的毒素是食物蓄积和体内微生物共同作用的结果。

河鲀毒素在河鲀体内的含量会因种类、个体大小、性别、季节、地理环境和脏器而异。河鲀在生殖季节毒性更强，且雌性大于雄性。卵巢、肝脏、血中毒素含量高，其次为肠、肾、眼、鳃。大多数种类河鲀的肌肉中通常不含有河鲀毒素，但河鲀死后内脏中的毒素可渗入肌肉。

河鲀毒素在软体动物、节肢动物、毛颚类等体内也广泛存在。1964 年，科学家首次在蝾螈体内发现河鲀毒素，其他如云斑裸颊虾虎鱼、花纹爱洁蟹、多棘槭海星、圆尾鲎等动物体内均有河鲀毒素检出。

主要危害

河鲀毒素毒理作用是阻遏神经传导。河鲀毒素被人体吸收后，能迅速作用于神经系统，继而麻痹随意肌的运动神经，严重时会毒及迷走神经、血管运动神经和呼吸神经中枢，影响呼吸，导致体温和血压下降，甚至死亡。由于河鲀毒素不能越过血脑屏障，因此中毒者神志清醒却痛苦无助。

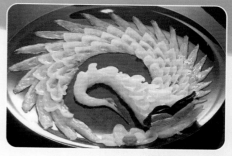

▲ 河鲀刺身——鹤盛

预防与监管

河鲀毒素性质稳定，盐腌、日晒及一般烹调手段均不能使其破坏，且目前尚无有效的解毒药物。一些国家和地区设置了极其严格的资格认证考试，以保证河鲀加工后食用的安全。

在了解了河鲀毒素的来源后，我们便可以通过精细的人工养殖技术控制河鲀毒素的累积。通过严格的水源控制和饲料管控，可以有效控制养殖河鲀体内毒素的含量，使人工养殖的河鲀低毒甚至基本无毒。

2016 年 9 月，我国有条件地放开养殖红鳍东方鲀和养殖暗纹东方鲀两个品种的加工经营。养殖河鲀加工企业应当具有经备案的河鲀鱼源基地，具有河鲀加工设备和具备专业分辨河鲀品种的能力、熟练掌握河鲀安全加工技术的技术人员，还要建立完善的产品质量安全全程可追溯制度和卫生管理制度。我国规定，河鲀产品的河鲀毒素含量不得超过 2.2 毫克／千克。另外，我国禁止经营养殖河鲀活鱼和未经加工的河鲀整鱼，也就是说生鲜河鲀不能直接进入消费者手中，同时禁止加工经营所有品种的野生河鲀。

河鲀毒素的应用

河鲀毒素在临床上有着重要的应用价值。河鲀毒素具有镇痛的作用。河鲀毒素可用于局部麻醉，其效果比一般的局部麻醉药要强上万倍。含河鲀毒素的注射剂可代替吗啡等，用于治疗神经痛，也可用于治疗关节痛、肌肉痛、麻风痛以及因创伤、烧伤引起的疼痛。河鲀毒素还可用作瘙痒镇静剂和呼吸镇静剂，治疗皮肤瘙痒症、疥癣、皮炎、气喘和百日咳等症。河鲀毒素也可作为解痉剂，对破伤风痉挛的解痉效果尤为显著。此外，河鲀毒素还有降血压功效。

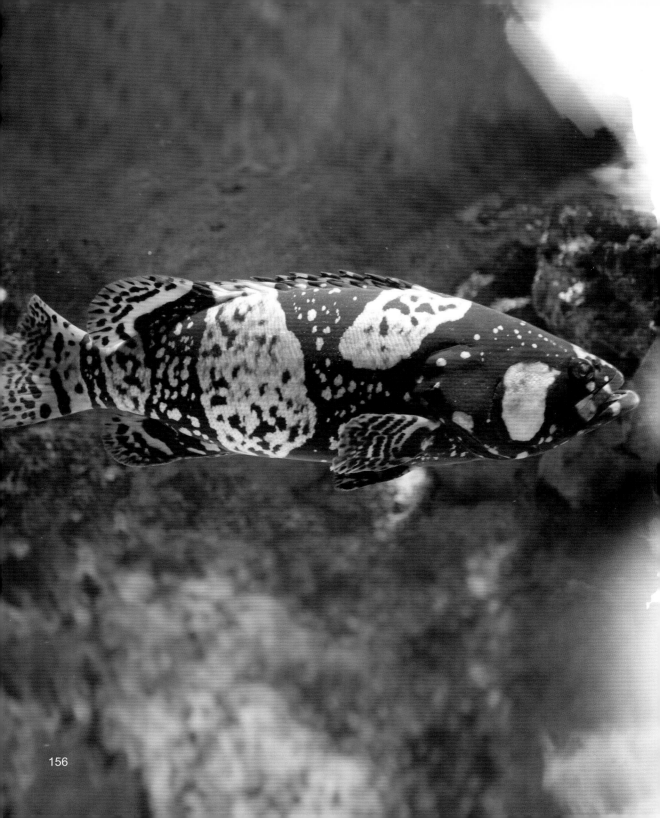

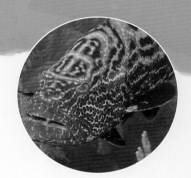

▲ 石斑鱼

雪卡毒素

　　石斑鱼，营养丰富，味道鲜美，在我国港澳地区极受推崇。然而人们在享受美味的同时却不得不提防一种致命毒素 —— 雪卡毒素。20 世纪 80 年代至今，世界范围内每年发生的雪卡毒素中毒者超过 2.5 万人。雪卡毒素中毒事件主要发生在太平洋和印度洋的热带和亚热带沿岸区域，以及加勒比海的热带沿岸区域。在我国，中毒事件主要发生在广东、香港、台湾、南海诸岛等地。世界上有 400 多种珊瑚礁鱼可能携带雪卡毒素，而且有证据表明由于鱼类的洄游习性和鱼类产品贸易的不断扩大，雪卡毒素影响区域呈现扩大化趋势。

简介

　　雪卡毒素，又名西加毒素，最早是在 20 世纪 60 年代由夏威夷大学 Scheuer 教授从一种海鳝肝脏中提取得到的。雪卡毒素属于神经毒素，其毒性比河鲀毒素强100 倍。它无色无味，脂溶性，耐热，不易被胃酸破坏，易被氧化。雪卡毒素沿"底栖微藻—草食性鱼—肉食性鱼—人"的食物链传递。在传递过程中，毒素结构不断变化，毒性逐渐加强。人进食染毒鱼后就会中毒。

海鲜食用宝典
GUIDEBOOK TO THE RELISH OF SEAFOOD

主要来源

雪卡毒素主要由冈比亚藻属的小型底栖甲藻产生。冈比亚藻是单细胞藻，分布于温带到热带海域，附着于大型藻类或珊瑚礁表面。雪卡毒素被珊瑚礁鱼类摄入后，即可在鱼体内积累，主要存在于珊瑚礁鱼类的内脏和肌肉中，尤以内脏中含量为高。

珊瑚礁鱼类被认为是雪卡毒素的主要载体，已有超过 400 种珊瑚礁鱼被认为携带雪卡毒素，特别是捕食草食性鱼类的肉食性鱼类，如石斑鱼、海鳗、金枪鱼等。雪卡毒素对鱼类自身没有危险，但是人类在食用了携带该毒素的鱼类后会导致严重后果，因此食用上述鱼类时需要格外注意。

危害

雪卡毒素可引起人体消化系统、神经系统、循环系统和呼吸系统出现异常反应。消化系统症状主要表现为恶心、呕吐、腹泻和腹痛。神经系统症状包括手指和脚趾麻木、局部皮肤瘙痒和出汗，还可能出现温度感觉倒错（即触摸到凉物体感觉热，触摸到热物体感觉凉）。循环系统和呼吸系统症状包括血压过低、心脏搏动异常、呼吸困难等。雪卡毒素中毒还会导致幻觉症状，即身体缺乏协调性、产生幻觉、精神消沉、多噩梦等。

大多数雪卡毒素中毒者病程 2～3 周，均可康复；中毒急性死亡病例源于血液循环被破坏或呼吸衰竭。

预防与控制

雪卡毒素不会引起鱼本身出现病征。人们无法从鱼的外形、味道等方面来辨识含有雪卡毒素的鱼。目前对雪卡毒素尚没有可靠的检测手段，而且雪卡毒素不能通过加热、冷藏及晒干等方法清除，也没有雪卡毒素的特效解毒药。降低雪卡毒素中毒风险应注意以下几点。

尽量选择较小的珊瑚礁鱼。因为体积较大的珊瑚礁鱼可能积聚更多的雪卡毒素，而中毒是摄入了一定量的雪卡毒素后才会导致的结果。

尽量选择没有雪卡毒素风险的鱼类，如有特殊嗜好，建议每次食用有风险的鱼类不超过50克。

不要进食珊瑚礁鱼的头、肝脏、生殖腺、肠等含毒素较多的部位。

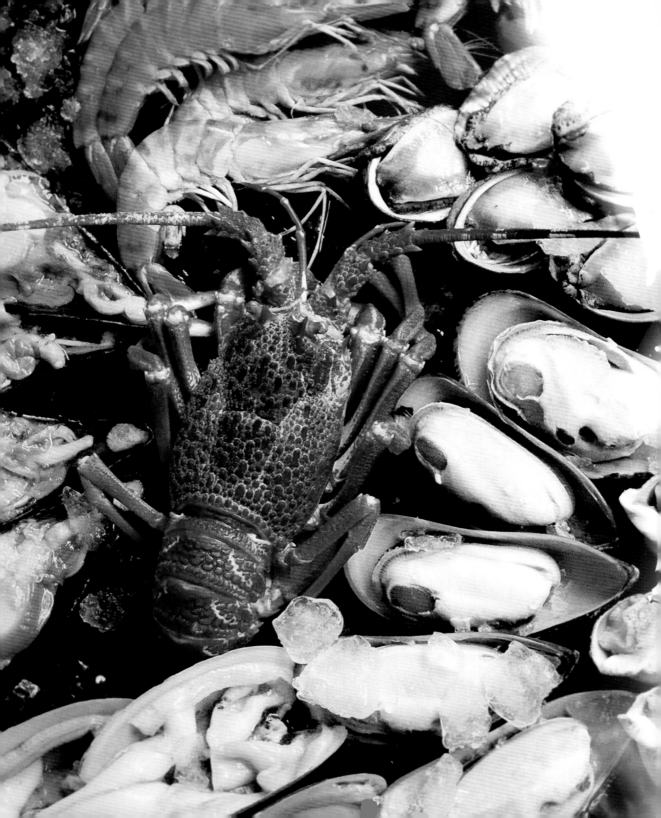

问答篇
QUESTIONS AND ANSWERS

海鲜食用宝典
GUIDEBOOK TO THE RELISH OF SEAFOOD

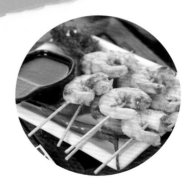

▲ 烤虾

海鲜的哪些部位不能吃？

食用鱼类时应避免食用内脏，尤其是肝脏等。鱼类的内脏中易富集毒素、重金属等，食用后易引起中毒。此外，鱼腹部的黑膜也应去除。

食用螃蟹时应避免食用鳃、胃、肠和心。鳃是螃蟹的呼吸器官，过滤水体，容易吸附有害物质；胃和肠中有螃蟹的消化产物，不宜食用。

食用海虾时应避免食用虾头和虾线。虾的内脏位于头部，容易富集毒素和重金属等；虾线即虾肠，里面有虾的消化产物，不宜食用。

食用扇贝和鲍鱼时应避免食用内脏，内脏的重金属含量较其他部位高，也较容易富集贝类毒素；此外，扇贝的裙边褶皱较多，容易藏垢，不宜生食。

食用贻贝时应避免食用中部的黑色絮状物，这些絮状物为纤维物质，起着附着固定的作用，不易被消化。

海鲜怎么烹调最有营养？

海鲜营养丰富，富含蛋白质、不饱和脂肪酸和诸多矿物质，深受人们的喜爱。有人喜欢生食的简单、清爽，有人喜欢清蒸的原汁原味，有人喜欢红烧的香醇……但是海鲜怎么吃才更营养一直是困扰人们的问题。生食海鲜对其中的营养成分破坏最少，但又不得不考虑生食所带来的风险。对于不明来源的海鲜，切勿生食，以防病菌、病毒和寄生虫的感染；对于不新鲜的海鲜，切勿食用。蒸、煮的方式可以较好地呈现海鲜原有的味道，保持海鲜的营养，避免被病原微生物感染，是较为理想的烹调方式。

辛辣类调味品能不能杀死海鲜中的病原微生物及寄生虫？

生食海鲜时，人们通常会选择芥末、辣椒等调味品作为佐料，有人声称辛辣类调味品能杀灭病原微生物。但科学实验证实，这类辛辣调味品只能提升口感、去除腥味，对海鲜中的病原微生物不能起到杀灭作用。醋和柠檬汁对病原菌有一定的抑制效果，对寄生虫则作用不大。不过，醋和柠檬汁不能完全杀死病原菌。要想有效避免感染海鲜中的病原微生物，蒸熟煮透是最有效的手段。

吃剩的海鲜，还可以继续食用吗？

吃海鲜讲究食材的新鲜和味道的鲜美，海鲜适合烹饪后尽快食用。吃剩的海鲜，再吃时不但风味变差，还容易产生不利于身体健康的有害物质。海鲜隔顿后容易滋生病原微生物，产生毒素。同畜禽肉相比，海鲜的蛋白质更容易降解，产生的三甲胺等物质，食用后可能损伤肝、肾。

"死"蟹是否可以食用？

市场上会有冰鲜的或冷冻的"死"蟹售卖，通常为海捕螃蟹如梭子蟹、雪蟹等。这种"死"蟹是在海里捕捞后立即加冰或简单加工后速冻保藏运回陆地出售的，是可以食用的。但是，应避免购买死后很久才冷冻保存或低温保存的蟹。

海鲜食用宝典
GUIDEBOOK TO THE RELISH OF SEAFOOD

吃海鲜后可以喝茶吗？

吃过美味的海鲜大餐，国人的习惯是再来一壶香茗，美其名曰"助消化"。但是海鲜富含蛋白质，茶叶中含有较多的鞣酸。鞣酸不但不会有助于蛋白质的消化还会影响蛋白质的吸收。而且，海鲜中的钙离子还会与鞣酸结合，对肠、胃产生刺激，甚至会引起腹痛、呕吐。因此吃完海鲜后最好不要马上喝茶，避免引起以上不适症状。

多吃海鲜就会得痛风吗？痛风患者是否可以吃海鲜？

痛风是一种新陈代谢病，人体内嘌呤类物质代谢失调，嘌呤生物合成增加，尿酸产生过多，或者尿酸排泄不良导致血中尿酸含量升高，尿酸盐结晶沉积，进而引起痛风发作。多数海鲜中含有丰富的嘌呤类物质，可是食用海鲜并不是造成痛风的根本原因。因而，多吃海鲜就会得痛风的说法是片面的，也是不确定的。不同种类的海鲜中嘌呤的含量有所不同。海参、海蜇、海藻等中嘌呤含量较少，痛风患者可以少量食用；新鲜的扇贝、螃蟹和龙虾中嘌呤含量中等，在痛风缓解期可以少量食用；而鱿鱼、黄花鱼、带鱼和干贝等嘌呤含量较高，痛风患者尽量不要吃。除海鲜外，豆芽、动物肝脏、香菇等的嘌呤含量也较高，痛风患者也应避免食用。

如何挑选新鲜的鱼？

观察鱼眼。新鲜的鱼眼球饱满突出；角膜透明清亮，有弹性。不新鲜的鱼眼球塌陷或干瘪；角膜皱缩或破裂，混浊；有时眼内溢血发红。

观察鱼鳃。新鲜的鱼鳃丝清晰，呈鲜红色。不新鲜的鱼鳃变暗或发白，有污秽、带腥臭的黏液。

检查体表。新鲜的鱼鳞片有光泽且与鱼体紧密帖服，不易脱落。不新鲜的鱼鳞片无光泽且易脱落。

检查肌肉。新鲜的鱼肌肉紧致且富有弹性，指压后凹陷立即消失。不新鲜的鱼肌肉松散，指压后凹陷消失慢，甚至不能恢复或手指即可将鱼肉刺穿。

闻气味。新鲜海鱼有咸腥味，无异臭味。不新鲜的鱼有腐败气味。

如何挑选冻鱼？

看体表。优质冻鱼体完整无缺，体表清洁，色泽如鲜鱼般鲜亮，肛门紧缩。质量差的冻鱼体常有残缺；体表暗淡，无光泽；肛门突出。

看鱼眼。质量好的冻鱼，眼球饱满突出；角膜透亮、洁净。质量差的冻鱼，眼球不突出甚至凹陷，角膜混浊。

检查肌肉。质量好的冻鱼，肉质结实不离骨。质量差的冻鱼，肉质松散，有离刺现象。

海鲜食用宝典
GUIDEBOOK TO THE RELISH OF SEAFOOD

如何挑选对虾？

买对虾的时候，要挑选体表洁净、虾体完整、头部和身体连接紧密、肌肉紧实且有弹性的个体。肉质疏松、颜色泛红、闻之有腥臭味的，则是不够新鲜的虾。

如何挑选梭子蟹？

海蟹的品种很多，其中市场上较为常见的是梭子蟹。梭子蟹挑选要点如下。

辨雌雄。雄蟹腹面脐部呈三角形；雌的呈半圆形。

看背部。新鲜的梭子蟹蟹壳坚硬，有光泽，纹理清晰。

看活力。将梭子蟹腹部朝上放置，能迅速翻身的较为健康；不能翻身的生命力不强。

看腹部。用拇指按压腹部，触感硬的较为肥满。

看蟹足。健壮的梭子蟹蟹足和躯体紧密连接，提起蟹体时蟹足不松弛下垂。

掂重量。个头相同的，较重的更肥满。

如何挑选蛤蜊和牡蛎？

新鲜的蛤蜊，平时微张口，受惊时贝壳迅速闭合，斧足和触管伸缩灵活。新鲜的牡蛎，肉饱满，呈淡灰色或乳白色；体液澄清，有牡蛎特有的气味。

如何挑选和保存干制海产品？

干制海产品贮藏一段时间后，体内脂肪氧化，颜色发黄或变为褐色，微臭，具有苦涩味。有些干制海产品放置过久，会出现肉质发红、风味改变的现象，被称之为"赤变"。赤变通常发生在含盐量高的干制海产品中，这是由于产生红色素的耐盐细菌大量繁殖引起的。

在干制海产品贮藏期间，脂肪含量高的产品，应放在阴凉通风、温度较低且干燥处，其中多脂的腌制品，最好带卤保存。如果发生赤变，程度轻微时，应在阳光下翻晒，然后放置在阴凉干燥处保存。

如何保存海米？

最好在天气晴好的日子里，将海米摊开、晒干后，装入密封的瓶内或袋子里，保存于干燥的地方或在冰箱中冷冻保存。

虾蛄剥壳有什么技巧？

虾蛄身上的刺多，一不小心就会付出"血的代价"。其实，处理蒸熟的虾蛄，只要一根筷子就搞定了。将虾蛄腹部朝上，把筷子从尾部连接处戳入并缓缓向头部深入。把虾蛄翻过来，背部朝上，一手按住筷子，另一只手从尾部向上把壳掀开，最后拧掉头部，即可食用。

海苔和紫菜，二者什么关系？

我们常吃的紫菜主要是条斑紫菜和坛紫菜。条斑紫菜的种植区域集中在山东、辽宁、江苏海域；而坛紫菜的种植区域主要集中在福建和浙江。市面上出售的深绿色的、薄薄脆脆的海苔，一般是用条斑紫菜加工制作而成的。

紫菜如何保存？

紫菜容易受潮变质。储存时，最好将紫菜装在密封干燥的容器内，放置在清洁、阴凉、避光处或冰箱内储存，否则色素降解。

什么是转基因？转基因的海产品有哪些？

　　转基因也称基因改造，是指利用人工手段将从特定生物基因组中提取的目的基因或是人工合成的指定序列的 DNA 片段转入特定生物中，与其本身的基因组进行重组，再对重组体进行数代的人工选育，从而获得具有稳定表现特定遗传性状的个体的过程。转基因从诞生就饱受争议，但是自然界存在"天然"转基因过程。科学家发现羊茅（一种茅草）的一个基因是在 70 万年以前从甜茅（另一种茅草）转移过来的。那么，这个基因是怎样转移的呢？最合理的解释是，该基因可能是借助细菌、病毒的侵染，或者昆虫口器的刺吸来实现转移的。这一过程同人为转基因的过程类似。

　　目前，世界上唯一的转基因海产品是 2015 年 11 月 19 日，由美国食物药品管理局批准水恩公司上市的转基因三文鱼。大鳞大麻哈鱼（也称奇努克三文鱼）体内的生长激素基因和美洲绵鳚的生长激素调节相关基因被转入大西洋鲑体内，使大西洋鲑生长速度加快。转基因三文鱼仅需 18 个月便能长成，而常规三文鱼需要至少 3 年。2016 年 5 月 19 日，加拿大卫生部与加拿大食品检验局批准了该转基因三文鱼可在加拿大市场销售。我国尚未批准该品种在国内市场销售。

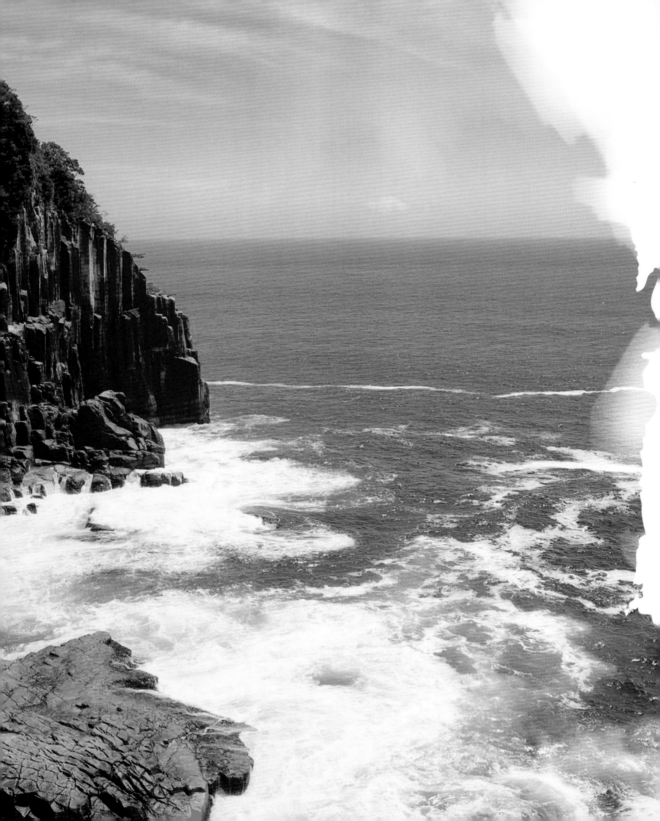

术语篇
TERMS

碳水化合物：大多数糖类化合物由碳、氢、氧 3 种元素组成。过去人们认为其中氢原子和氧原子的比例为 2:1，跟水分子中的比例相同，因此误认为该类物质是碳水化合物。但是后来发现一些糖类，如鼠李糖和脱氧核糖等，其分子中氢和氧的比例并非 2:1，而一些非糖类物质如甲醛，乙酸等，它们分子中氢和氧的比例为 2:1，所以现在看来"碳水化合物"这一称呼并不科学。但由于此名称沿用已久，仍广泛使用。

氨基酸：蛋白质由氨基酸组成，氨基酸决定了蛋白质的化学性质。

单不饱和脂肪酸和多不饱和脂肪酸：单不饱和脂肪酸是指含有 1 个双键的脂肪酸，主要包括油酸、棕榈油酸、蓖麻油酸、肉豆蔻油酸等种类，有着调节血糖、降低胆固醇的作用。多不饱和脂肪酸指含有两个或两个以上双键的直链脂肪酸，主要包括亚油酸、亚麻酸、DHA 和 EPA 等。DHA 即二十二碳六烯酸，俗称脑黄金，具有改善大脑功能、保健视力的功效。EPA 即二十碳五烯酸，具有调节血脂、软化血管、预防动脉硬化等的功效。

叶酸：即维生素 B_9；最初从菠菜中提取纯化而来，故名。叶酸在人体中有着参与核酸合成、促进人体对糖分和氨基酸的利用、保障人体神经系统发育等重要作用。天然叶酸广泛存在于各种动植物食品中，酵母、肝脏及绿叶蔬菜中含量比较多。

视黄醇：即维生素 A，可以从动物性食品中吸收或以植物来源的 ß - 胡萝卜素为原料合成。维生素 A 是构成视觉细胞内感光物质的成分。缺乏维生素 A 会导致视紫红质合成受阻，使得视网膜对弱光的感受能力下降，在暗处不能辨别物体，严重时可引起夜盲症。

硫胺素：硫胺素即维生素 B_1，又被称为抗脚气病维生素或抗神经炎因子。其以辅酶的形式参与糖的分解代谢。当维生素 B_1 缺乏时，糖代谢受阻，丙酮酸积累，血、尿和脑组织中丙酮酸含量上升，出现多发性神经炎、皮肤麻木、心力衰竭、四肢无力、肌肉萎缩及下肢浮肿等症状，临床上称为脚气病。

核黄素：核黄素即维生素 B_2。缺乏维生素 B_2 可导致口角炎、舌炎、唇炎、阴囊皮炎、眼睑炎、角膜血管增生等症状。

烟酸：即维生素 B$_3$，又称为尼克酸；与烟酰胺合称为维生素 PP，又称为癞皮病维生素。维生素 PP 广泛存在于自然界，以酵母、花生、谷类、豆类、肉类和动物肝中含量高。在体内色氨酸能转化为维生素 PP。

革兰氏阳性菌和革兰氏阴性菌：由丹麦医师 Gram 于 1884 年创立的革兰氏染色法是进行细菌鉴定的常用方法。染色后的细菌与环境对比鲜明，形态更易于观察。革兰氏阳性菌细胞壁较厚、肽聚糖层次较多且交联致密，经染色后呈现紫色。革兰氏阴性菌细胞壁薄、外膜层类脂含量高、肽聚糖层薄且交联度差，经染色后呈现红色。

血清型：细菌表面有多糖、脂、多肽、蛋白质或上述几种复合物，被称为菌体表面抗原。这些抗原与其特异性抗体结合，可发生血清凝聚反应。细菌和病毒可根据其表面抗原的不同划归不同的血清型，如致病性大肠杆菌 O157、H7N9 型禽流感都是根据血清型进行区分的。

钠离子通道：是由细胞膜上的内在膜蛋白构成的、可以让钠离子进入细胞的通道。钠离子通道是许多神经类毒素和局部麻醉剂的直接作用靶点。人体的钠离子通道如有异常，会导致一系列与肌肉、神经和心血管相关的疾病，如癫痫、心律失常等。

正链 RNA：大部分 RNA 病毒的基因组是单链的，这类病毒复制通常以基因组 RNA 为模板合成一条与之互补的 RNA 单链。病毒原有的、起模板作用的 RNA 被称为正链 RNA。

细菌的芽孢：有些细菌（多为杆菌）在一定条件下，细胞质可高度浓缩脱水，形成抗逆性很强的球形或椭球形的休眠体，称为芽孢，又称"内生孢子"。1 个细菌细胞只形成 1 个芽孢。芽孢可位于细胞一端，也可处于细胞中部。

自限性疾病：某些疾病在发展到一定程度后能自动停止。病人只需对症治疗或不治疗，靠自身免疫系统就能逐渐痊愈，这类疾病被称为"自限性疾病"，如水痘、伤风感冒等。

图书在版编目（ＣＩＰ）数据

　　海鲜食用宝典 ／ 周德庆，刘楠主编．－青岛：
中国海洋大学出版社，2017.6
　　（"舌尖上的海洋"科普丛书 ／ 周德庆总主编）
　　ISBN 978－7－5670－1428－2

　　Ⅰ．①海… Ⅱ．①周… ②刘… Ⅲ．①海产品－食品
营养②海产品－食品安全 Ⅳ．①R151.3②R155.5

中国版本图书馆CIP数据核字（2017）第125471号

本丛书得到"中央级公益性科研院所基本科研业务费重点项目：
典型水产品营养与活性因子及品质研究评价2016HY-ZD08"的资助

海鲜食用宝典

出 版 人	杨立敏		
出版发行	中国海洋大学出版社有限公司		
社　　址	青岛市香港东路23号		
责任编辑	孙玉苗　　　电话　0532－85901040		
图片统筹	陈　龙		
装帧设计	莫　莉		
印　　制	青岛海蓝印刷有限责任公司	邮政编码	266071
版　　次	2018年1月第1版	电子邮箱	94260876@qq.com
印　　次	2018年1月第1次印刷	订购电话	0532－82032573（传真）
成品尺寸	185 mm×225 mm	印　　张	11.75
字　　数	165千	印　　数	1－5000
书　　号	ISBN 978－7－5670－1428－2	定　　价	35.00元

发现印装质量问题，请致电0532-88785354，由印刷厂负责调换。